Anestesia Regional no Trauma

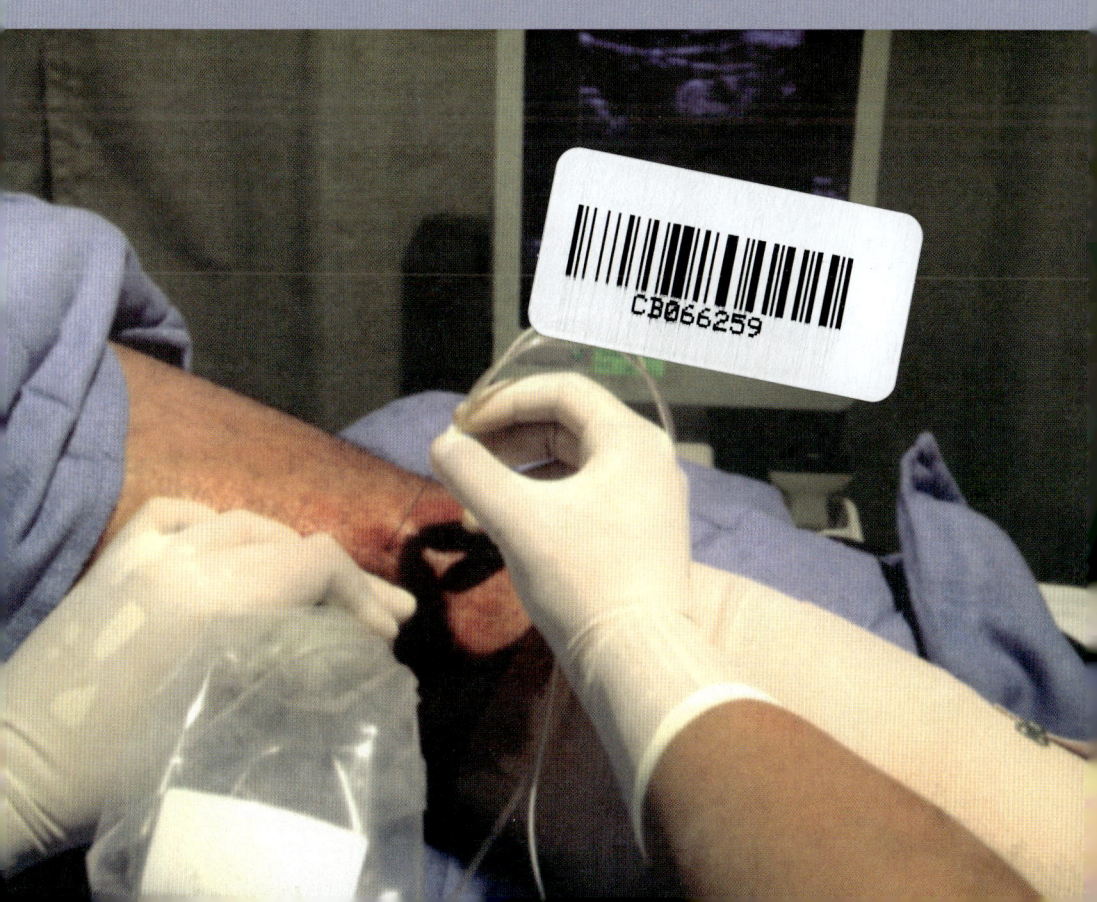

Anestesia Regional no Trauma

JEFF GADSDEN, MD, FRCPC, FANZCA

Regional Anesthesia, St. Luke's-Roosevelt Hospital Center and Clinical Anesthesiology, Columbia University College of Physicians and Surgeons, New York, USA

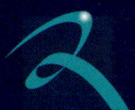

Anestesia Regional no Trauma
Copyright © 2015 by Livraria e Editora Revinter Ltda.

ISBN 978-85-372-0600-3

Todos os direitos reservados.
É expressamente proibida a reprodução
deste livro, no seu todo ou em parte,
por quaisquer meios, sem o consentimento,
por escrito, da Editora.

Tradução:
SANDRA MARIA MALLMANN DA ROSA
Tradutora Especializada na Área da Saúde, RS

Revisão Técnica:
BRUNO PAPY
Médico-Anestesiologista
Especialização em Anestesiologia pela Sociedade Brasileira de Anestesiologia
Preceptor da Residência Médica do Hospital do Trabalhador/Hospital de Clínicas da UFPR
Formação em Anestesia Regional Guiada por Ultrassom no Instituto de Ortopedia Mapaci –
Rosário, Província de Santa Fé, Argentina

CIP-BRASIL. CATALOGAÇÃO NA PUBLICAÇÃO
SINDICATO NACIONAL DOS EDITORES DE LIVROS, RJ

G12a

Gadsden, Jeff
 Anestesia regional no trauma : uma abordagem baseada em casos / Jeff Gadsden ; tradução Sandra Maria Mallmann da Rosa, Bruno Papy. - 1. ed. - Rio de Janeiro : Revinter, 2015.
 il.

 Tradução de: Regional Anesthesia in Trauma – A Case-Based Approach
 Inclui bibliografia e índice
 ISBN 978-85-372-0600-3

 1. Anestesia. 2. Traumatologia. I. Título.

14-14257.   CDD: 616.025
                             CDU: 616.083.98

Nota: A medicina é uma ciência em constante evolução. À medida que novas pesquisas e experiências ampliam os nossos conhecimentos, são necessárias mudanças no tratamento clínico e medicamentoso. Os autores e o editor fizeram verificações junto a fontes que se acredita sejam confiáveis, em seus esforços para proporcionar informações acuradas e, em geral, de acordo com os padrões aceitos no momento da publicação. No entanto, em vista da possibilidade de erro humano ou mudanças nas ciências médicas, nem os autores e o editor nem qualquer outra parte envolvida na preparação ou publicação deste livro garantem que as instruções aqui contidas são, em todos os aspectos, precisas ou completas, e rejeitam toda a responsabilidade por qualquer erro ou omissão ou pelos resultados obtidos com o uso das prescrições aqui expressas. Incentivamos os leitores a confirmar as nossas indicações com outras fontes. Por exemplo e em particular, recomendamos que verifiquem as bulas em cada medicamento que planejam administrar para terem a certeza de que as informações contidas nesta obra são precisas e de que não tenham sido feitas mudanças na dose recomendada ou nas contraindicações à administração. Esta recomendação é de particular importância em conjunto com medicações novas ou usadas com pouca frequência.

Título original:
Regional Anesthesia in Trauma – A Case-Based Approach
Copyright © by Jeff Gadsden

Livraria e Editora REVINTER Ltda.
Rua do Matoso, 170 – Tijuca
20270-135 – Rio de Janeiro – RJ
Tel.: (21) 2563-9700 – Fax: (21) 2563-9701
livraria@revinter.com.br – www.revinter.com.br

Prefácio

O trauma está associado a uma carga substancial de dor, cujo manejo pode ser um desafio, especialmente diante de outras prioridades como a ressuscitação e o diagnóstico de lesões multissistêmicas. Como complicador, existe o fato de que analgésicos tradicionais, como opioides ou drogas anti-inflamatórias não esteroidais, podem ser contraindicados ou potencialmente prejudiciais nesta população, especialmente naqueles com lesões na cabeça ou no tórax. A dor não tratada resultante de trauma pode ser incapacitante e, comprovadamente, conduz à dor crônica e ao sofrimento psicológico muito tempo depois da cura da lesão. Estes fatores, em parte, estimularam a demanda pelo crescimento do uso de técnicas analgésicas regionais no contexto do trauma. O que anteriormente era uma modalidade analgésica incomum tornou-se muito mais difundida, particularmente desde o advento da orientação por ultrassom, que, em boa parte, desmistificou os bloqueios nervosos para muitos e os incorporou à prática diária no bloco cirúrgico, no serviço de emergência, na unidade de cuidados intensivos e no campo de batalha.

Este livro está organizado em duas seções: os três primeiros capítulos servem como uma introdução ao conceito de manejo da dor durante o trauma e à importância do controle de alta qualidade da dor em pacientes lesionados; os 18 capítulos restantes são discussões baseadas em casos, cada um iniciando com uma vinheta clínica e seguido pelo exame de questões relevantes no estilo pergunta-resposta. Ao longo destes capítulos, as principais técnicas anestésicas e analgésicas regionais são amplamente descritas com o auxílio de imagens de ultrassom. Entretanto, mais do que apenas um livro prático, são exploradas as questões teóricas e frequentemente controversas que informam a tomada de decisão clínica, de forma que o leitor obtenha uma compreensão plena do panorama da prática anestésica regional em traumatismos no atendimento a trauma.

Embora a anestesia regional seja tradicionalmente o domínio dos anestesistas, este livro foi escrito para um público mais abrangente, reconhecendo que os clínicos de cuidados agudos de muitas especialidades, como os médicos de medicina de urgência, intensivistas, médicos militares e outros podem beneficiar-se com o exame destas questões. Espero que as vidas dos feridos possam ser melhoradas pelo aumento do conhecimento e da utilização das técnicas descritas neste livro.

Sumário

1 Princípios de manejo da dor no atendimento ao trauma 1

2 Dor aguda, anestesia regional e resposta ao estresse 5

3 Progressão da dor de aguda para crônica 9

4 Anestesia regional pré-hospitalar 13

5 Anestesia regional e reimplante digital 21

6 Anestesia regional e síndrome compartimental 29

7 Anestesia regional para trauma torácico fechado 37

8 Anestesia regional, trauma e síndrome complexa de dor regional 47

9 Anestesia regional e atendimento em combate 55

10 Anestesia regional para trauma pediátrico 63

11 Anestesia regional para fratura do colo do fêmur 71

12 Anestesia regional no paciente intoxicado com trauma 79

13 Anestesia regional para fratura diafisária de úmero 87

14 Anestesia regional para queimaduras 93

15 Anestesia regional, trauma abdominal penetrante e sepse 99

16 Anestesia regional no paciente obeso lesionado 107

17 Anestesia regional e trauma da extremidade inferior 115

18 Anestesia regional e amputação traumática de membros 123

19 Complicações do bloqueio do plexo braquial 129

20 Anestesia regional e trauma na gravidez 135

21 Anestesia regional e o atleta lesionado 143

Índice Remissivo 151

Anestesia Regional no Trauma

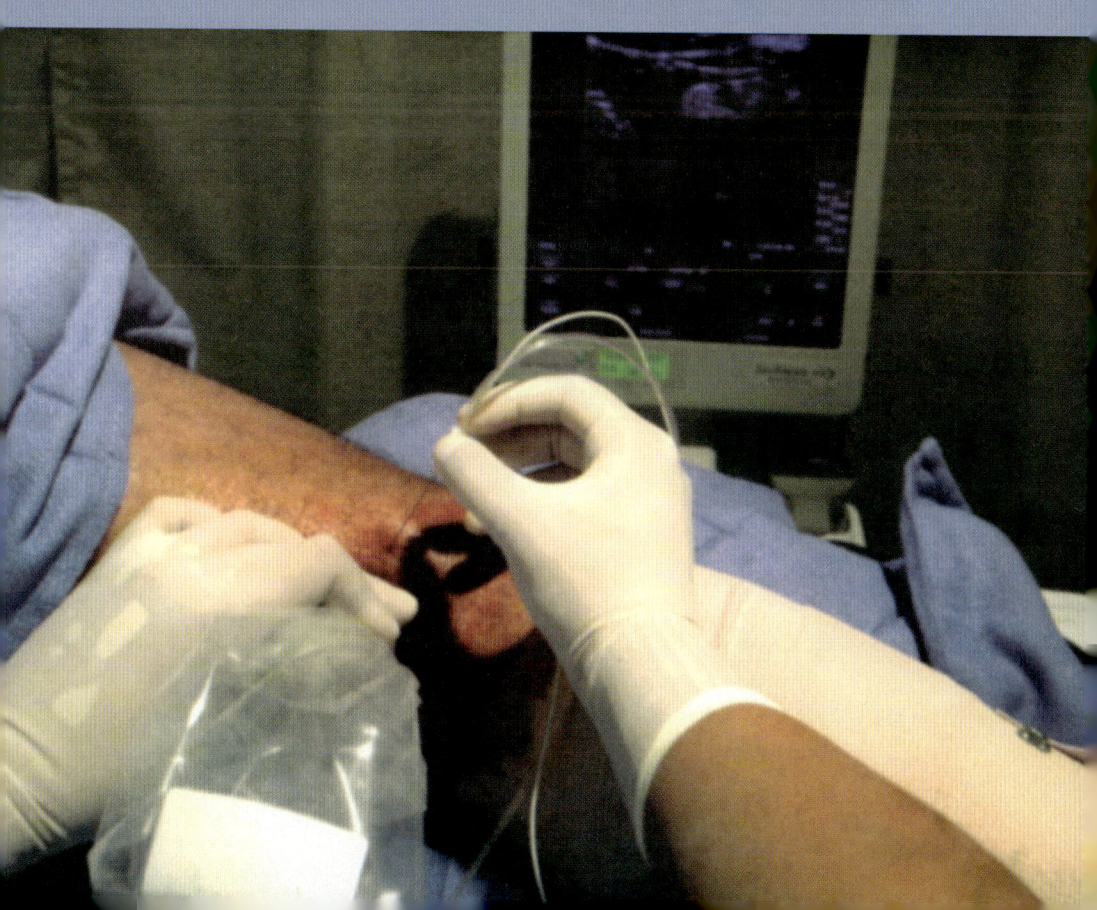

Capítulo 1

Princípios de manejo da dor no atendimento ao trauma

Introdução

O manejo da dor no contexto do trauma pode ser muito desafiador. Existem muitas barreiras para a analgesia efetiva para pacientes com trauma, como a prioridade incontestável de ressuscitação e o tratamento das lesões que ameaçam a vida e lesões que ameaçam os membros, o medo de causar danos em virtude dos efeitos colaterais e uma subestimação de um alto nível de intensidade da dor. Os pacientes com trauma são frequentemente incapazes de se comunicarem em decorrência da necessidade de sedação, ventilação mecânica etc., o que pode prejudicar a avaliação adequada da dor. A dor não tratada no paciente lesionado não é meramente um incômodo, mas pode aumentar o medo e a ansiedade do paciente e ter um efeito prejudicial sobre os parâmetros fisiológicos, levando a um retardo significativo na recuperação física e emocional a longo prazo. Os traumatologistas estão aperfeiçoando-se no reconhecimento dos resultados adversos associados à dor não controlada, bem como na implantação de soluções para o controle da dor que são adequadas à necessidade de cada paciente específico.

A importância do manejo da dor no atendimento ao trauma

A dor aguda representa uma carga física e emocional que pode durar por muito tempo depois que a lesão está curada. Está bem documentado que a dor aguda não tratada pode levar ao desenvolvimento de síndromes da dor crônica (ver Capítulo 3) e isto vale tanto para o paciente com trauma quanto para o paciente cirúrgico que está se submetendo à mastectomia ou à toracotomia. Certas síndromes dolorosas, como a síndrome dolorosa complexa regional (CRPS), são peculiares ao trauma, e a severidade e a duração podem ser influenciadas com o uso adequado e precoce de técnicas de manejo da dor. A analgesia inadequada foi associada a eventos tromboembólicos, complicações pulmonares e aumento de permanência em ICU e maior tempo de hospitalização. O transtorno de estresse pós-traumático (PTSD) é um sofrimento caracterizado por pensamentos intrusivos, pesadelos e *flashbacks* de um evento traumático passado, esquiva de evocadores do trauma, hipervigilância, ansiedade e perturbação do sono, todos os quais conduzem à considerável disfunção social, ocupacional e interpessoal. Acima de tudo, a dor continuada representa um sofrimento desnecessário, para o qual não existem desculpas válidas. Os prestadores de cuidados a traumas de todos os tipos (socorristas, paramédicos, enfermeiros e médicos) devem fazer da avaliação e do pronto e seguro tratamento da dor uma das suas diretivas principais.

Mudando os padrões da analgesia

A abordagem mais comum para o manejo da dor em pacientes com trauma são os opioides intravenosos. Isto vale para o contexto pré-hospitalar, onde os paramédicos e socorristas administram opioides (tipicamente morfina) para a dor aguda relacionada com lesões ou dor médica; e também é válido no serviço de emergência, bem como durante o período peroperatório. Os opioides são excelentes analgésicos, agem com rapidez e são uma opção racional quando os pacientes têm lesões múltiplas. No entanto, os opioides têm uma ampla gama de efeitos colaterais que podem impactar a fisiologia e disposição do paciente, incluindo:

- Depressão respiratória.
- Náusea e vômitos.
- Prurido.
- Constipação.
- Vasodilatação e hipotensão (especialmente em hipovolemia).
- Imunossupressão.
- Aumento na necessidade da equipe de monitoramento do paciente.
- Aumento no período de permanência no serviço de emergência ou na sala de recuperação.

Os anestesistas há tempo defendem enfaticamente o uso da analgesia multimodal em pacientes cirúrgicos. O seu uso também se enquadra bem ao contexto de trauma agudo, levando a uma redução na necessidade de opioides e nos efeitos colaterais relacionados com os opioides. Os agentes multimodais comuns usados no atendimento a pacientes com trauma estão listados na Tabela 1.1. Embora exista uma grande variedade de analgésicos disponíveis, para fins práticos, somente as medicações parenterais foram incluídas, uma vez que a via enteral frequentemente está indisponível nestes pacientes.

Tabela 1.1 Agentes multimodais parenterais comumente usados no contexto de trauma

Agente	Dosagem IV/IM	Observações
Acetaminofeno (paracetamol)	1 g IV/PO a cada 4-6 horas até um máximo de 4 g/dia	Perfil muito seguro, mesmo em casos com laceração traumática do fígado Hepatotoxicidade em doses muito grandes Sem efeito antiplaquetário
Cetorolac	30 mg, depois 15-30 mg de 6 em 6 horas	↓ Consolidação óssea se usado em grandes doses/duração prolongada Irritação gástrica, inibição de plaquetas Cuidado com insuficiência renal e asma
Cetamina	250 mcg/kg dose de carga, depois 5-10 mcg/kg/h infusão	Analgésico potente ↑ Secreções Alucinações (mais com racêmico, menos com enantiômero S) ↑ Pressão intracraniana ↑ Atividade simpática (broncodilatação, ↑ HR/BP) : bom para paciente hipotenso/ hipovolêmico
Agonistas alfa-2	Clonidina Dexmedetomidina (*bolus* 1 mcg/kg, seguido de infusão de 0,3-0,4 mcg/kg/h)	Sedação Hipotensão Bradicardia
Entonox	Inalado 50:50 mistura de óxido nitroso e oxigênio	Analgésico moderado Náusea/vômitos Contraindicado em ferimentos na cabeça, pneumotórax

A anestesia regional, particularmente o uso de bloqueios nervosos periféricos, tem crescido em popularidade para o tratamento do paciente agudamente lesionado, tanto no sistema médico civil quanto militar. As suas inúmeras vantagens neste contexto incluem:

- Redução nos medicamentos sedativos (especialmente importante para evitar depressão respiratória ou prejuízo neurológico naqueles com lesões no tórax ou na cabeça).
- Redução de outros efeitos colaterais relacionados aos opioides como náusea, vômitos, prurido, constipação e retenção urinária.
- Redução no risco de hipotensão comparado a algumas técnicas de sedação consciente, especialmente se o paciente está hipovolêmico.
- Analgesia intensa voltada para a área lesionada e nenhuma outra.
- Redução no tempo de permanência no serviço de emergência e na sala de recuperação.
- Atenuação na resposta de estresse à lesão.
- Melhoria na segurança e conforto do transporte.
- Redução da necessidade de supervisão médica, alocação de pessoal.
- Possível redução nas síndromes de dor crônica e em PTSD.
- Redução nos custos em comparação com técnicas de sedação consciente para analgesia processual.

Nem todos os pacientes são indicados para as técnicas de anestesia regional; igualmente, a provisão de anestesia regional requer treinamento especializado, além de um conhecimento completo dos riscos e benefícios de realizar bloqueios, os quais incluem lesão nervosa, toxicidade sistêmica por anestésico local e punção inadvertida de estruturas vizinhas. Diferentes técnicas podem ser mais adequadas para diferentes fases durante a fase de recuperação do paciente – por exemplo, um único paciente pode receber bloqueio femoral no campo, bloqueios intercostais no serviço de emergência e epidural no centro cirúrgico e um cateter paravertebral contínuo na ICU, todos dentro de um período de vários dias.

O amplo uso da ultrassonografia para diagnóstico de lesões intra-abdominais e intratorácicas deixa o traumatologista, seja ele cirurgião, anestesista ou especialista em medicina de emergência, bem posicionado para realizar, com facilidade, bloqueios nervosos guiados por ultrassom. Tem surgido um número crescente de ensaios mostrando que o ultrassom melhora o sucesso do bloqueio e é mais rápido do que o estimulador nervoso tradicional ou do que os métodos tradicionais; além disso, a incidência de punção vascular inadvertida é reduzida, assim como quando se usa o ultrassom para canulação da veia jugular. O ultrassom está se transformando rapidamente, se não em um padrão de atendimento, uma tecnologia de que poucos anestesistas regionais experientes desejam abrir mão. Por esta razão, a maioria das técnicas descritas neste livro é da variedade guiada por ultrassom, com algumas poucas exceções.

Leitura adicional

Fosnocht, D. E., Swanson, E. R., Barton, E. D. (2005). Changing attitudes about pain and pain control in emergency medicine. *Emergency Medicine Clinics of North America,* 23, 297-306.

Gadsden, J., Todd, K. (2006). Regional anesthesia and acute pain management in the emergency department. In: Hadzic, A. (ed.) *Textbook of Regional Anesthesia and Acute Pain Management,* 1st edn. New York: McGraw-Hill Professional, pp. 955-66.

Grabinsky, A., Sharar, S. R. (2009). Regional anesthesia for acute traumatic injuries in the emergency room. *Expert Review of Neurotherapeutics,* 9, 1677-90.

Malchow, R. J., Black, I. H. (2008). The evolution of pain management in the critically ill trauma patient: Emerging concepts from the global war on terrorism. *Critical Care Medicine,* 36, S346-57.

Todd, K. H., Ducharme, J., Choiniere, M. *et al.* (2007). Pain in the emergency department: results of the pain and emergency medicine initiative (PEMI) multicenter study. *The Journal of Pain: Official Journal of the American Pain Society,* 8, 460-6.

Wu, J. J., Lollo, L., Grabinsky, A. (2011). Regional anesthesia in trauma medicine. *Anesthesiology Research and Practice,* **2011**, 713281.

Capítulo 2
Dor aguda, anestesia regional e resposta ao estresse

Introdução
Um trauma no corpo, seja cirúrgico ou acidental, resulta em uma barragem de *input* aferente nocivo ao sistema nervoso central (CNS). Isto, por sua vez, desencadeia uma cascata de eventos endócrinos, metabólicos e inflamatórios que, tomados em conjunto, são conhecidos como "resposta ao estresse." A resposta ao estresse é um processo fisiológico adaptativo que auxilia na sobrevivência fornecendo substratos de energia (na forma de glicose, aminoácidos e ácidos graxos), suporte circulatório (promovendo a retenção renal de água e liberando catecolaminas) e um estado hipercoagulável. Em curto prazo, esta estratégia é provavelmente protetiva durante situações de "luta ou fuga", mas em um contexto médico, esta resposta, se não tratada, é acompanhada de efeitos fisiológicos indesejáveis que levam a um aumento na morbidade após o trauma. Este capítulo discutirá a resposta ao estresse e o papel que a anestesia regional pode desempenhar na atenuação dos seus efeitos.

Resposta metabólica
Os níveis de glicose são elevados após o trauma e são diretamente proporcionais ao grau de lesão no tecido. Isto é resultado da secreção de hormônios contrarreguladores como o cortisol e glucacon, os quais promovem o aumento na produção de glicose (gliconeogênese e glicogenólise), redução na utilização de glicose, aumento na absorção renal de glicose filtrada e resistência à insulina. Sob condições de estresse, as proteínas da membrana são expressas para permitir que esta glicose excessiva entre nas células do endotélio, cérebro e fígado. A glicose intracelular glicosila as proteínas (p. ex., imunoglobulinas), tornando-as ineficazes. Vários estudos demonstraram uma relação direta entre níveis de glicose no hospital e mortalidade, destacando a necessidade de controle estrito desta disfunção metabólica.

O catabolismo acelerado das proteínas e a liberação de aminoácidos ocorrem ao mesmo tempo durante o estresse. Isto pode levar a uma perda significativa de massa muscular magra, cicatrização prejudicada e comprometimento da função imunológica. A perda líquida de proteína pode exceder 200 g de nitrogênio (aproximadamente 6 kg de tecido magro) após o trauma. A síntese hepática de proteínas é priorizada para gerar proteínas de fase aguda como a proteína C-reativa à custa de proteínas constitutivas como a albumina.

Os ácidos graxos livres são liberados durante o estresse em virtude da lipólise mediada simpaticamente. Ácidos graxos livres elevados são um fator de risco cardiovascular, tendo sido demonstrado que deprimem a contratilidade miocárdica, aumentam o consumo miocárdico de oxigênio e prejudicam a vasodilatação dependente do endotélio.

Tabela 2.1 Resposta hormonal ao estresse

Hormônio	Alteração com trauma	Efeito
Hormônio adrenocorticotrófico (ACTH)	↑	Liberação de cortisol do córtex suprarrenal
Hormônio de crescimento	↑	Resistência à insulina, lipólise
Hormônio antidiurético	↑	Retenção de água livre pelo rim
Cortisol	↑	Produção de glicose, catabolismo de proteínas, lipólise, anti-inflamatório
Aldosterona	↑	Retenção de sódio e água
Insulina	↓	Hiperglicemia
Glucacon	↑	Gliconeogênese

Estas alterações metabólicas podem ser vistas como uma redistribuição de macronutrientes do tecido de reserva (musculo esquelético e gordura) para tecidos mais ativos (fígado e medula óssea) por razões de defesa do hospedeiro e síntese visceral das proteínas (Tabela 2.1).

Resposta autonômica

Imediatamente após a lesão traumática, o sistema nervoso simpático é ativado, causando um aumento nos níveis plasmáticos de epinefrina e norepinefrina. Isto leva a um aumento no batimento cardíaco, na contratilidade, na pressão arterial, no trabalho sistólico ventricular esquerdo e na incidência de arritmias.

Anestesia regional e resposta ao estresse

Uma vez que o sistema nervoso é o catalizador para o início da resposta ao estresse, ele parece ser um alvo lógico para mitigar os desarranjos fisiológicos vistos com o trauma. Em particular, o bloqueio do tráfego aferente nociceptivo de entrar no CNS impede a ativação do eixo hipotalâmico-hipofisário e a subsequente liberação do hormônio adrenocorticotrófico (ACTH), hormônio de crescimento e hormônio antidiurético.

Dentre as diferentes técnicas regionais, o bloqueio epidural tem sido o mais amplamente estudado. A maioria dos estudos bem executados foi realizada em cirurgia eletiva e parece concordar que o amplo bloqueio epidural que "combina" a distribuição dermatomal da incisão pode ser efetivo na melhora da resposta neuroendócrina, contanto que seja iniciado antes da cirurgia e mantido por pelo menos 48-72 horas no período pós-operatório. Por exemplo, durante histerectomia, o bloqueio epidural dos níveis T4 a S5 para histerectomia anulou de forma efetiva qualquer aumento de cortisol ou glicose. Isto é mais difícil de alcançar com procedimentos cirúrgicos abdominais superiores ou torácicos – em um estudo com bloqueios de até C6, as alterações glicêmicas foram inibidas, mas a elevação no cortisol não. As razões para isto não estão claras, mas podem ter a ver com o bloqueio simpático inadequado e a liberação continuada de ACTH pela hipofisária.

Estudos que investigam o papel dos bloqueios nervosos periféricos na atenuação da resposta ao estresse cirúrgico apresentaram resultados heterogêneos. Estas técnicas parecem ser efetivas na atenuação da resposta durante cirurgia de catarata com bloqueio retrobulbar e para cirurgia torácica usando bloqueio paravertebral. Por outro lado, pacientes de artoplastia do joelho continuaram a experimentar uma elevação nos níveis hormonais neuroendócrinos durante a artroplastia total do joelho usando bloqueio femoral e ciático. Uma explicação para isto é que a aferência neural continuada do nervo obturador e/ou cutâneo femoral lateral ativa a cascata hormonal, apesar do bloqueio da maior parte da aferência neural.

As técnicas anestésicas regionais demonstraram que conferem efeitos benéficos sobre múltiplos órgãos sistêmicos, provavelmente em grande parte em virtude da capacidade do bloqueio neural de controlar a resposta ao estresse. Estes efeitos incluem reduções nas complicações pulmonares, trombose venosa profunda, embolia pulmonar e infarto do miocárdio.

Para o paciente com lesão traumática, a oportunidade de fazer um bloqueio regional antes do insulto está claramente perdida. No entanto, teoricamente parece haver um benefício com a abolição da descarga nociceptiva *contínua*. A natureza e o momento desta redução ainda não foram totalmente caracterizados. Neste ínterim, os bloqueios regionais em pacientes com trauma não se revelaram inferiores neste aspecto e têm muitos outros benefícios para que sejam recomendados, incluindo a analgesia superior, melhora na reabilitação e a habilidade de evitar opioides e os efeitos colaterais relacionados com os opioides.

Leitura adicional

Blackburn, G. L. (2011). Metabolic considerations in management of surgical patients. *The Surgical Clinics of North America*, **91**, 467-80.

Brøchner, A. C., Toft, P. (2009). Pathophysiology of the systemic inflammatory response after major accidental trauma. *Scandinavian Journal of Trauma, Resuscitation and Emergency Medicine*, **17**, 43.

Bromage, P. R., Shibata, H. R., Willoughby, H. W. (1971). Influence of prolonged epidural blockade on blood sugar and cortisol responses to operations upon the upper part of the abdomen and the thorax. *Surgery, Gynecology & Obstetrics*, **132**, 1051-6.

Desborough, J. P. (2000). The stress response to trauma and surgery. *British Journal of Anaesthesia*, **85**, 109-17.

Rodgers, A., Walker, N., Schug, S. *et al.* (2000). Reduction of postoperative mortality and morbidity with epidural or spinal anaesthesia: results from overview of randomised trials. *BMJ*, **321**, 1493.

Capítulo 3

Progressão da dor de aguda para crônica

Introdução

A dor aguda é uma resposta adaptativa protetiva e serve para minimizar um dano maior. Durante o processo de recuperação do evento desencadeador, um fluxo constante de aferência nociceptiva é recebido pela coluna vertebral e transmitido aos centros superiores no CNS. Isto é prolongado pela sensibilização das terminações nervosas periféricas para estimulação não nociva por mediadores inflamatórios liberados em consequência da lesão (sensibilização periférica). Com o tempo, esta descarga aferente causa hiperexcitação dos neurônios centrais e uma diminuição no limiar requerido para causar um estímulo de dor (sensibilização central). Se for permitida a sua continuidade, esta sensibilização pode resultar em uma condição de dor crônica, em que a lesão original foi curada, mas a dor é mantida pelo funcionamento anormal dos próprios nervos (dor neuropática). Estima-se que mais de 20% dos adultos no mundo ocidental experimentam dor crônica durante toda sua vida, representando uma tremenda carga de sofrimento e custos para os sistemas de saúde. A dor crônica é, com frequência, definida como uma dor que dura mais de 3-6 meses após a lesão inicial.

Dor crônica pós-trauma

A incidência de dor crônica após um trauma grave depende de vários fatores, como o tipo de lesão e a saúde psicológica. Um estudo de 90 indivíduos que sofreram trauma grave encontrou que 44% relataram dor relacionada com o acidente três anos depois do ocorrido. Aqueles com dor crônica apresentaram significativamente mais sintomas de PTSD, depressão e ansiedade, mais incapacidade e mais dias com ausência do trabalho.

As causas comuns das síndromes de dor pós-traumática incluem cefaleia após lesão cerebral traumática, CRPS após lesão à extremidade distal (geralmente), dor abdominal pós-traumática e dor relacionada com a lesão espinal (lesão óssea vertebral ou da coluna vertebral).

Os pacientes que sofrem amputações traumáticas possuem padrões muito específicos de dor crônica, incluindo dor residual no membro (dor no coto), sensação de membro fantasma (qualquer sensação no membro perdido, exceto dor) e dor no membro fantasma. Esta última entidade está presente em até 50-80% dos amputados e pode ser suficientemente grave para interferir no trabalho e na vida social do paciente. Um dos fatores que parece estar relacionado com um risco mais elevado de desenvolvimento de dor no membro fantasma é o fraco controle da dor pré-operatória. Em um estudo randomizado controlado de 65 pacientes que sofreram amputação, a analgesia de qualidade com opioides epidurais ou intravenosos por 48 horas antes e 48 horas depois da cirurgia levou a uma redução na incidência e intensidade da dor no membro fantasma aos 6 meses.

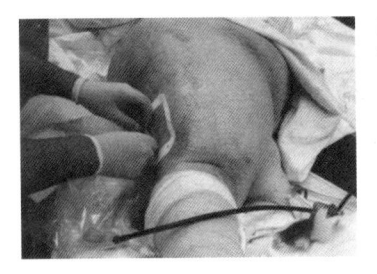

Figura 3.1 Cateter ciático poplíteo colocado antes de uma revisão de amputação.

Analgesia "preemptiva" *versus* "preventiva"

A ideia de que proporcionar analgesia antes de um estímulo doloroso pode reduzir a intensidade da dor posteriormente não é nova. No início da década de 1990, foi proposto o conceito de analgesia "preemptiva"; este conceito sustentava que um tratamento iniciado antes de um estímulo doloroso vai prevenir ou reduzir a dor comparada a um tratamento idêntico administrado após o estímulo. Um exemplo é um bloqueio nervoso administrado para cirurgia da mão – quando realizado antes da operação, o CNS não recebe a descarga aferente (até que o bloqueio termine); se o mesmo bloqueio é feito *pós-operatoriamente* depois de uma anestesia geral, a coluna vertebral imediatamente começa a receber aferência nociceptiva e provavelmente iniciará o processo de sensibilização central. Observe que, neste exemplo particular, enquanto a sensibilização central é (temporariamente) suspensa, a sensibilização periférica ainda está ocorrendo.

A analgesia preventiva, em contraste, está baseada no princípio de que a única maneira de garantir a prevenção da sensibilização central (e, portanto, alterações neuroplásticas no CNS que levam à dor crônica) é manter o tratamento analgésico durante o período do estímulo inflamatório. No exemplo acima, isto pode significar colocar um cateter nervoso periférico em vez de realizar um bloqueio com injeção e manter uma infusão anestésica local por dias e, possivelmente, semanas, dependendo da natureza do estímulo.

Os dados que apoiam a existência da analgesia preemptiva são limitados. Isto não é de causar surpresa quando a intensidade de estímulo neural pós-lesão é considerada com relação a um breve retardo na sensibilização central. Embora a ideia da analgesia preventiva seja atrativa, uma similar ausência de evidências impede fortes recomendações de qualquer tipo referentes à sua eficácia. Não obstante, a provisão de analgesia prolongada em torno de um insulto cirúrgico é não só teoricamente atraente com relação a um possível papel na prevenção da dor crônica, mas também uma boa medicina, uma vez que o alívio do sofrimento é um dos nossos objetivos primários.

Dor crônica e anestesia regional

Várias modalidades foram empregadas em uma tentativa de invocar a analgesia preventiva. Estas incluem vários medicamentos anti-hiperalgésicos como a cetamina, gabapentinoides, antidepressivos e drogas anti-inflamatórias. Embora alguns relatos apresentem resultados promissores, estas são principalmente drogas que demonstraram utilidade para dor neuropática de outra origem (i. e., neuralgia pós-herpética, neuropatia diabética etc.). Como tal, é difícil esperar que estas terapias relativamente leves tenham um efeito em um processo de dor aguda grave, implacável e que pode durar semanas após o momento da lesão.

Embora a solução final para este problema provavelmente envolva terapia multimodal, muitos anestesistas acham que o bloqueio neural contínuo é a coisa mais próxima possível de uma "varinha de condão" preventiva. No contexto do trauma, ele pode ser iniciado o mais próximo possível da lesão e ser mantido durante todo o período de convalescença. Boa parte das evidências de segurança e tolerabilidade das técnicas com cateter perineural de longo prazo é proveniente da experiência militar no Iraque e no Afeganistão. Diversos autores relataram grandes séries de soldados feridos que foram instrumentalizados com cateteres periféricos e bombas portáteis de infusão, e depois transportados por milhares de milhas até centros médicos regionais ou hospitais de cuidados definitivos no seu país de origem com conforto e segurança (ver Capítulo 9). O registro da segurança destes cateteres, alguns dos quais permaneceram colocados durante semanas, é excelente, com baixas taxas de complicações. O que ainda permanece a ser visto é o efeito que estas intervenções prolongadas terão na incidência de dor crônica nesta população. A maioria destes pacientes sofreu lesões nas extremidades e muitos são amputados. Como a guerra global ao terror continua, certamente acumularemos evidências sobre este tópico que serão de utilidade para os prestadores de serviço em dor aguda na área civil.

Leitura adicional

Dahl, J. B., Kehlet, H. (2011). Preventive analgesia. *Current Opinion in Anaesthesiology*, **24**, 331-8.

Jenewein, J., Moergeli, H., Wittmann, L. *et al.* (2009). Development of chronic pain following severe accidental injury. Results of a 3-year follow-up study. *Journal of Psychosomatic Research*, **66**, 119-26.

Karanikolas, M., Aretha, D., Tsolakis, I. *et al.* (2011). Optimized perioperative analgesia reduces chronic phantom limb pain intensity, prevalence, and frequency: a prospective, randomized, clinical trial. *Anesthesiology*, **114**, 1144-54.

Lavand'homme, P. (2011). The progression from acute to chronic pain. *Current Opinion in Anaesthesiology*, **24**, 545-50.

McGreevy, K., Bottros, M. M., Raja, S. N. (2011). Preventing chronic pain following acute pain: risk factors, preventive strategies, and their efficacy. *European Journal of Pain Supplements*, **5**, 365-72.

Capítulo 4
Anestesia regional pré-hospitalar

Aspectos principais do caso
1. Papel da anestesia regional para trauma no contexto pré-hospitalar.
2. Síndrome da embolia gordurosa.

Apresentação do caso
Uma mulher de 34 anos está fazendo uma curva com seu carro quando é atingida no lado do motorista por outro veículo em uma velocidade moderada (65 km/h). A equipe do serviço médico de emergência (EMS) chega em 7 minutos e inclui dois paramédicos e um médico. O grupo encontra a mulher sentada no banco do motorista, acordada e responsiva, com uma Escala de Coma de Glasgow (GCS) de 15. Ela está mantendo as vias aéreas desobstruídas, e seus murmúrios vasculares são iguais bilateralmente. Os sinais vitais são BP 139/92, HR 113, RR 23. Seu rosto e seu couro cabeludo têm sangue em virtude das múltiplas lacerações dos estilhaços de vidro, e ela está se queixando de dor severa localizada na coxa direita. Após a imobilização espinal, ela é retirada do veículo. Um rápido exame revela o que parece ser uma fratura femoral direita com base na sua dor e na deformidade óbvia. Não há outras lesões graves.

Discussão do caso

Descrever os conceitos de *scoop and run* e *stay and play* na sua relação com o atendimento pré-hospitalar de pacientes com trauma

No atendimento ao trauma, as prioridades pré-hospitalares geralmente incluem o manejo das vias aéreas comprometidas, controle de sangramento externo contínuo, imobilização da coluna se indicado, e, nos casos de baixa pressão arterial por hemorragia presumida, iniciação de ressuscitação com fluidos intravenosos.

A expressão *scoop and run* se refere à evacuação rápida de pacientes pela equipe do EMS para um local de atendimento a traumatizados onde o atendimento definitivo pode ser implantado, sem retardo para a terapia de suporte de vida avançada envolvida na cena. Os apoiadores desta escola de pensamento citam evidências de que as tentativas prolongadas na intubação endotraqueal, o acesso vascular e a estabilização de um paciente na cena acabam atrasando o atendimento adequado no hospital e podem, na verdade, aumentar a morbidade e a mortalidade.

O conceito de *stay and play* está fundamentado na ideia de que a ressuscitação inicial e o manejo na cena permitem a transferência de um paciente mais estável para o hospital. Os proponentes desta estratégia argumentam que o tempo extra gasto no pronto tratamento das lesões maiores na cena é preferível a transportar um paciente que continua a sofrer os efeitos prejudiciais das suas lesões. Também existem estudos demonstrando melhores resultados usando este método.

Este é claramente um tópico controverso, e vários fatores determinam qual estratégia é vantajosa. Antes de qualquer coisa, está o grau de treinamento da equipe do EMS. Em muitas partes do mundo, incluindo muitas nações europeias, as equipes do EMS são compostas por médicos (frequentemente anestesistas ou intensivistas) altamente treinados em medicina ressuscitadora e trauma. Estes tendem a ser os sistemas que beneficiam a maioria com a triagem, avaliação e intervenção terapêutica na cena, pois a complexa tomada de decisão e manejo podem ocorrer sem a necessidade de comunicação com um médico remoto. Inversamente, alguns sistemas (como nos Estados Unidos) empregam paramédicos ou bombeiros como socorristas. Nestes sistemas, existe um conjunto limitado de intervenções que podem ser realizadas no campo, e a capacidade de tomada de decisão é mais restrita; pode ser mais apropriado, nestes casos, focar na transferência imediata.

O tempo de transferência até o hospital também é um fator. Em áreas rurais, onde o tempo para chegar ao hospital pode ser de mais de 1 hora, existe justificativa maior para passar um tempo na cena com tendência a lesões maiores. Por outro lado, em ambientes urbanos, onde o tempo de transferência é frequentemente medido em minutos, um paciente com sangramento agudo provavelmente se beneficia mais do transporte rápido até um centro de trauma.

Após determinar que a paciente está em uma condição estável, o médico decide pela realização de um bloqueio nervoso periférico para aliviar a dor do fêmur fraturado e para facilitar a colocação de uma tala de tração para redução da fratura.

Quais são as vantagens de realizar bloqueio anestésico regional no campo?

A dor proveniente de fraturas nos ossos longos causa espasmo reflexo dos músculos que são inervados pelos mesmos nervos. Neste caso, o paciente provavelmente terá espasmo no quadríceps, o que resulta em deslocamento das extremidades do osso quebrado. Além de agravar a dor, que causa um ciclo vicioso de dor → espasmo → dor, o deslocamento pode piorar a perda sanguínea das extremidades fraturadas do osso, perturbando os coágulos que já se formaram. Finalmente, a hipertensão associada à dor agravada de uma fratura isolada de osso longo pode piorar o sangramento no local da lesão.

As opções analgésicas no campo incluem opioides, óxido nitroso/oxigênio (Entonox), cetamina e intervenções anestésicas regionais. As drogas anti-inflamatórias não esteroidais (NSAIDs) não são tipicamente empregadas em virtude do risco de inibição das plaquetas. O Entonox pode ser útil para manipulação, colocação de tala e transferência, mas é contraindicado em pacientes com pneumotórax potencial ou lesão na cabeça, ou onde equipamento de corte é usado para desencarceramento (em vista do conteúdo de oxigênio combustível). A cetamina é um analgésico potente com poucos efeitos depressivos cardiorrespiratórios, mas pode produzir disforia em doses maiores. Embora os opioides sejam bastante populares, os efeitos colaterais que ocorrem com frequência (p. ex., sedação e depressão respiratória) entram em conflito com outros objetivos importantes no atendimento pré-hospitalar, a saber a manutenção de um paciente que seja responsivo a estímulos verbais e evitar qualquer manobra das vias aéreas ou suporte ventilatório. Os opioides também são, com frequência, ineficazes – uma revisão sistemática de analgesia pré-hospitalar feita por Park *et al.*

em 2010 mostrou que 60-70% dos pacientes ainda tinham níveis de dor de mais de três em dez, 10 minutos após receberem morfina ou fentanil. Levando em conta os riscos de um pequeno atraso no transporte, com frequência é vantajoso e apropriado *no paciente estável em outros aspectos* realizar uma intervenção analgésica regional de baixo risco.

Quais são as considerações de segurança para a realização de bloqueio nervoso no campo?

Antes de tudo, é essencial determinar a estabilidade cardiorrespiratória; conforme discutido acima, existe pouca vantagem em tentar proporcionar analgesia quando intervenções de salvamento de urgência esperam pelo paciente no hospital. A anestesia regional tem um lugar no campo mas, para que seja segura e efetiva, ela deve ser realizada em pacientes cuidadosamente selecionados.

Em segundo lugar, o *status* neurovascular deve ser avaliado antes e depois de manipular o membro fraturado. O tempo de enchimento capilar deve ser determinado e comparado ao membro não lesionado. Um déficit neurovascular impõe a redução imediata da deformidade, o que deve ser realizado após a realização do controle adequado da dor. O *status* neurovascular pós-redução deve ser frequentemente reavaliado.

Neste caso, também é importante excluir esmagamento da coxa, pois este tipo de lesão coloca o paciente em alto risco para a síndrome compartimental de coxa.

Qual bloqueio nervoso é apropriado para este paciente?

Os pacientes com fratura da diáfise femoral têm dor severa que se origina, principalmente, do periósteo lesionado. O padrão de inervação do fêmur não está inteiramente claro, mas, em geral, considera-se que reflete a inervação dos músculos que o recobrem – portanto, geralmente, é indicada uma combinação de bloqueio nervoso femoral, ciático e do obturador. Tondare e Nadkarni (1982) demonstraram que eram necessários analgésicos adicionais mínimos para pacientes com fraturas intermediárias da diáfise que recebem bloqueio nervoso femoral (p. ex., o ponto principal de ligação do quadríceps), enquanto que pacientes com fraturas femorais proximais ou distais requeriam suplementação anestésica substancial para atingir qualidade no alívio da dor. Isto provavelmente está relacionado com a contribuição relativamente maior das fibras ciáticas e/ou do obturador ao periósteo nestas últimas áreas.

O nervo femoral pode ser bloqueado em três pontos anatômicos gerais: (1) no próprio nervo na prega inguinal (um bloqueio nervoso femoral tradicional); (2) através de uma abordagem do plexo lombar no flanco posterior; e (3) através de uma abordagem da fáscia ilíaca vários centímetros na lateral ao nervo na coxa proximal. Destas, a abordagem da fáscia ilíaca tem diversas vantagens no contexto pré-hospitalar: requer equipamento mínimo (uma seringa e uma agulha), pouco treinamento sofisticado, pode ser realizada na posição supina, está associada a muito poucos efeitos adversos, como punção nervosa ou vascular, e não envolve estimulação do nervo motor que causaria dor adicional ao paciente.

Qual o equipamento necessário para um bloqueio da fáscia ilíaca no campo?

O bloqueio em si é realizado com o uso de uma técnica tradicional (ver adiante) e, portanto, não requer o uso de um estimulador nervoso ou tecnologia de ultrassom. No entanto, uma vez que o paciente estará recebendo um grande bolo (30-40 mL) de anestésico local, o monitoramento cardiorrespiratório (EKG, NIBP, SpO$_2$) deve ser usado durante o procedimento para prevenir uma toxicidade sistêmica possível, embora rara.

Como é realizado o bloqueio da fáscia ilíaca?

O boqueio da fáscia ilíaca se baseia na difusão medial do anestésico local no plano entre a fáscia ilíaca e o músculo iliopsoas, obtendo, assim, o bloqueio do nervo femoral (Figura 4.1). O nervo femoral fica "em sanduíche" entre estas duas estruturas e, com volume suficiente, o anestésico local colocado sob a fáscia ilíaca vários centímetros na lateral ao nervo deve atingir o alvo e resultar em um bom bloqueio. Alguns praticantes argumentam que o anestésico local pode-se espalhar proximalmente abaixo do ligamento inguinal e na direção do plexo lombar, mas isto só foi demonstrado de forma inconsistente.

Com o paciente na posição supina, a espinha ilíaca anterossuperior e o tubérculo púbico são palpados, e um ponto é marcado na junção do terço lateral e 2/3 mediais de uma linha que conecta os dois marcos ósseos (Figura 4.2). O local de inserção da agulha é 1-2 cm caudal a essa junção.

Depois da preparação asséptica da pele, uma agulha bisel curto ou de ponta romba é inserida através da pele e do tecido subcutâneo. Quando a ponta atravessa a fáscia lata e a fáscia ilíaca, podem ser sentidos dois "estalos" distintos. Neste ponto, a ponta da agulha deve ser localizada logo abaixo da fáscia ilíaca. Após a aspiração negativa, 30-40 mL de anestésico local é administrado lentamente, e, então, a agulha é retirada. A escolha do anestésico local está baseada nos objetivos combinados de início rápido e baixo potencial tóxico. Por essas razões, a lidocaína 1,5-2% é frequentemente escolhida; isto permite o rápido alívio da

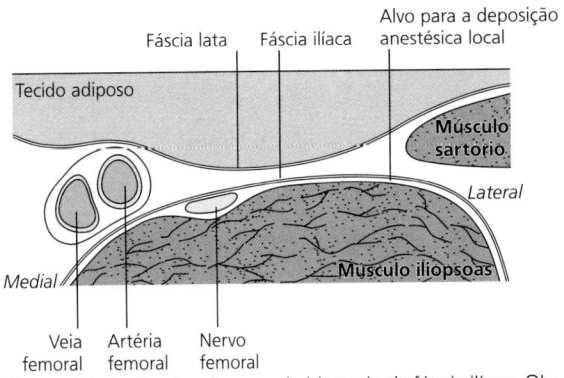

Figura 4.1 Anatomia relevante do bloqueio da fáscia ilíaca. Observe a fáscia ilíaca recobrindo o músculo iliopsoas e o nervo femoral.

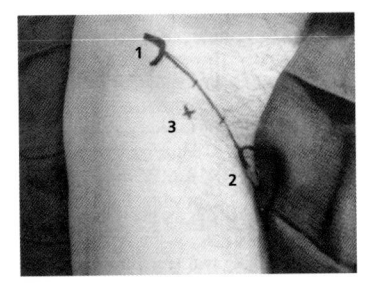

Figura 4.2 Marcos para o bloqueio da fáscia ilíaca. 1. Espinha ilíaca anterossuperior; 2. tubérculo púbico; 3. marca feita 1-2 cm inferior à junção entre os 2/3 médios e 1/3 lateral de uma linha que conecta 1 e 2.

dor, a redução da fratura e o transporte confortável até o centro de trauma, onde podem ser realizadas intervenções adicionais definitivas antes de passar o efeito 2-3 horas depois. A adição de epinefrina 2,5-5 mcg/mL reduz o pico de concentração plasmática do anestésico local e, em geral, prolonga o bloqueio quando é usada lidocaína.

Em adultos pequenos ou crianças, o bom senso dita que deve ser usada uma dose baseada no peso. Doses que variam de 0,4-0,5 mL/kg demonstraram sucesso.

Qual é a taxa de sucesso usando esta abordagem? Existem efeitos adversos?

Existem apenas três estudos na literatura publicada sobre o bloqueio da fáscia ilíaca no contexto pré-hospitalar. Ainda assim, a taxa de sucesso na redução significativa dos escores de dor 10 minutos após o bloqueio variaram de 94 a 96%. Inúmeros estudos compararam a eficácia do bloqueio da fáscia ilíaca comparada aos opioides parenterais tradicionais no contexto do serviço de emergência, com a maioria apresentando uma melhora na analgesia e redução nos efeitos colaterais. Os bloqueios da fáscia ilíaca são, por natureza, bastante seguros, pois existe pouco a ser puncionado inadvertidamente. Contudo, um relato de caso (Atchabahian e Brown, 2001) descreveu neuropatia pós-operatória depois de um bloqueio da fáscia ilíaca realizado para dor pós-operatória; os autores postularam que a variação anatômica na posição do nervo pode ter sido responsável por este resultado raro.

Existe um papel para os bloqueios guiados por ultrassom no campo?

Tradicionalmente, as máquinas de ultrassom (US) foram designadas para serem dispositivos imóveis usados em locais específicos no hospital (sala de radiologia, serviço de emergência, bloco cirúrgico etc.). No entanto, em anos recentes, inúmeros fabricantes projetaram máquinas portáteis relativamente de baixo custo e de alta qualidade que podem ser transportadas e usadas no local do atendimento, seja no hospital ou no campo, por exemplo em veículos de EMS e durante ações militares. Um exemplo de uma máquina como esta é apresentado na Figura 4.3; ela foi projetada com um visor para proporcionar aos socorristas do EMS um meio de facilitar o acesso venoso e realizar avaliações diagnósticas básicas, mas também é útil para a realização de bloqueios nervosos periféricos.

O propósito de usar a orientação do US para bloqueio da fáscia ilíaca é assegurar que a difusão do anestésico local seja abaixo do plano fascial. Uma sonda linear é colocada sobre a região femoral na orientação transversa (Figura 4.4), e a artéria femoral e o nervo, a fáscia ilíaca e o músculo sartório são identificados. A agulha é inserida pela lateral no plano para puncionar a fáscia ilíaca no ponto mais profundo do aspecto medial do músculo sartório (Figura 4.5). O transdutor pode precisar ser deslizado medialmente para determinar se o anestésico local está atingindo o nervo femoral, o que geralmente requer 30-40 mL de volume.

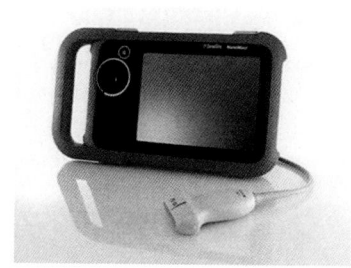

Figura 4.3 Máquina de ultrassom portátil que pode ser usada para uso no campo e pré-hospitalar. Esta unidade tem durabilidade e simplicidade como características principais. Foto de Sonosite, Inc. com permissão.

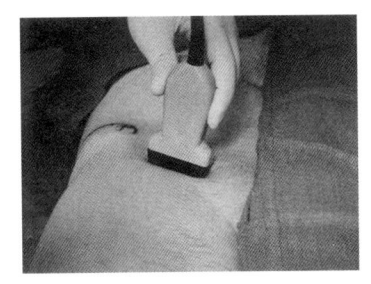

Figura 4.4 Posição do transdutor para um bloqueio da fáscia ilíaca guiado por ultrassom.

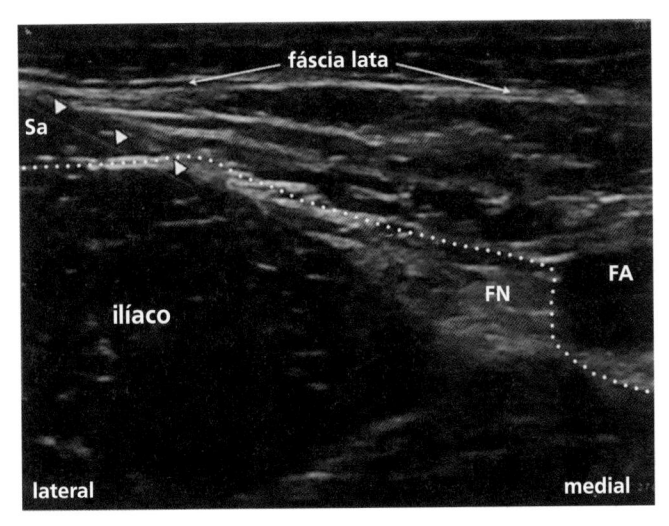

Figura 4.5 Sonoanatomia para o bloqueio da fáscia ilíaca. FA, artéria femoral; FN, nervo femoral; Sa, músculo sartório. A linha pontilhada corresponde à fáscia ilíaca. As *pontas de setas* estão indicando a agulha, que está posicionada logo abaixo da fáscia ilíaca.

Vinte e oito horas depois, a paciente está na unidade semi-intensiva após a colocação de haste intramedular do fêmur, o que foi bem tolerado com anestesia geral. A enfermeira chama você e diz que, durante as últimas horas, a paciente se mostrou confusa, inquieta, hipotensiva, taquicardíaca e taquipneica. Sua SpO_2 é 92 em 40% O_2.

Qual é o diagnóstico provável? Que outras características provavelmente estão presentes?

No contexto da lesão da paciente e do procedimento cirúrgico, o quadro clínico é compatível com a síndrome da embolia gordurosa (FES). A FES é uma constelação de sinais e sintomas que estão relacionados com a presença de êmbolos gordurosos na corrente sanguínea. O trauma é a causa principal, e os fatores de alto risco incluem o movimento de fragmentos ósseos longos instáveis e a fresagem das cavidades medulares. As fraturas da haste femoral são particularmente propensas ao desenvolvimento da FES (incidência de 7,6%), comparado com 0,3-1,3% para todas as fraturas combinadas. No entanto, o risco aumenta com o número de ossos fraturados.

Não existem critérios diagnósticos estabelecidos para a FES, mas vários critérios foram propostos (Tabela 4.1). O quadro clássico é de um paciente com desconforto respiratório,

Tabela 4.1 Critérios diagnósticos para FES

Critérios	Características clínicas e laboratoriais
Gurd e Wilson (Um maior + quatro menores + microglobulinemia gordurosa)	Critérios maiores • Insuficiência respiratória • Envolvimento cerebral • Erupção petequial Critérios menores • Febre • Alterações na retina • Taquicardia • Icterícia • Oligúria/anúria • Trombocitopenia • ↑ ESR (velocidade de hemossedimentação) • Anemia
Índice de embolia gordurosa de Schonfeld (≥ 5 pontos)	Erupção petequial (5 pontos) Infiltrados alveolares (4 pontos) Hipoxemia (PO_2 < 70 mmHg em 100% O_2) (3 pontos) Confusão (1 ponto) Febre (1 ponto) Taquicardia (1 ponto) Taquipneia (1 ponto)
Lindeque (Fratura do fêmur ± fratura tibial + uma característica)	PaO_2 < 60 mmHg $PaCO_2$ > 55 mmHg ou pH < 7,3 RR > 35/min ↑ Trabalho de respiração (dispneia, ansiedade, uso de músculo acessório etc.)

disfunção no CNS, hipertensão pulmonar e hipotensão sitêmica, e erupção petequial do torso superior e conjuntiva. Outros achados incluem retinopatia (incluindo glóbulos gordurosos na retina), trombocitopenia, arritmias, oligúria e isquemia miocárdica.

Qual é a fisiopatologia da síndrome da embolia gordurosa?

Existem duas teorias principais que explicam as manifestações patológicas e clínicas da FES. Ambas começam com a gordura da medula entrando na circulação através de sinusoides venosos (p. ex., após lesão ou fresagem), produzindo, assim, êmbolos microscópicos. As duas teorias diferem, então, conforme segue.

- **Hipótese mecânica:** esta teoria afirma que os êmbolos de gordura acumulada agem como uma obstrução mecânica do fluxo sanguíneo, tanto no sistema pulmonar (causando hipertensão pulmonar) quanto na circulação sistêmica, que é responsável pelas alterações no CNS, na pele e em outros órgãos. O principal ponto fraco desta teoria é que ela não consegue explicar o intervalo de 24-72 horas entre a lesão e o início da síndrome que é frequentemente vista.

- **Hipótese bioquímica:** esta teoria afirma que a gordura no sangue é degradada em intermediários tóxicos, incluindo os ácidos graxos livres e a proteína C-reativa, os quais, então, continuam a causar danos aos sistemas de múltiplos órgãos. Esta teoria explica o retardo nos sintomas, já que leva algum tempo para que a gordura seja degradada no plasma.

Como é tratada a síndrome da embolia gordurosa?

O tratamento da FES é suportivo, incluindo oxigenoterapia, suporte ventilatório e hemodinâmico e fluidos intravenosos. Foi constatado, em alguns ensaios, que os corticosteroides beneficiam os pacientes, mas faltam evidências fortes para apoiar isso. Apesar da necessidade de ressuscitação avançada, a mortalidade geral é baixa, e a maioria dos pacientes se recupera completamente.

A imobilização precoce de fraturas demonstrou reduzir a incidência de FES. Quanto mais longo o período de tempo no qual as extremidades quebradas do osso longo estão deslocadas e propensas à perturbação mecânica, mais alto o risco de êmbolos gordurosos. Isto apoia a decisão, neste caso, de reduzir a fratura deslocada no campo com o auxílio de um bloqueio da fáscia ilíaca.

Referências e leitura adicional

Akhtar, S. (2009). Fat embolism. *Anesthesiology Clinics*, 27, 533-50.

Atchabahian, A., Brown, A. R. (2001). Postoperative neuropathy following fascia iliaca compartment blockade. *Anesthesiology*, 94, 534-6.

Aydin, S., Overwater, E., Saltzherr, T. P. *et al.* (2010). The association of mobile medical team involvement on on-scene times and mortality in trauma patients. *The Journal of Trauma*, 69, 589-94.

Border, J. R., Lewis, F. R., Aprahamian, C. *et al.* (1983). Panel: prehospital trauma care-stabilize or scoop and run. *The Journal of Trauma*, 23, 708-11.

Gozlan, C., Minville, V., Asehnoune, K. *et al.* (2005). [Fascia iliaca block for femoral bone fractures in prehospital medicine]. *Annales Françaises D'anesthèsie Et De Reanimation*, 24, 617-20.

Lopez, S., Gros, T., Bernard, N., Piasse, C., Capdevila, X. (2003). Fascia iliaca compartment block for femoral bone fractures in prehospital care. *Regional Anesthesia and Pain Medicine*, 28, 203-7.

Minville, V., Gozlan, C., Asehnoune, K. *et al.* (2006). Fascia-iliaca compartment block for femoral bone fracture in prehospital medicine in a 6-yr-old child. *European Journal of Anaesthesiology*, 23, 715-16.

Nirula, R., Maier, R., Moore, E., Sperry, J., Gentilello, L. (2010). Scoop and run to the trauma center or stay and play at the local hospital: hospital transfer's effect on mortality. *The Journal of Trauma*, 69, 595-9.

Park, C. L., Roberts, D. E., Aldington, D. J., Moore, R. A. (2010). Prehospital analgesia: systematic review of evidence. *Journal of the Royal Army Medical Corps*, 156, 295-300.

Riska, E. B., Myllynen, P. (1982). Fat embolism in patients with multiple injuries. *The Journal of Trauma*, 22, 891-4.

Timmermann, A., Russo, S. G., Hollmann, M. W. (2008). Paramedic versus emergency physician emergency medical service: role of the anaesthesiologist and the European versus the Anglo-American concept. *Current Opinion in Anaesthesiology*, 21, 222-7.

Tondare, A. S., Nadkarni, A. V. (1982). Femoral nerve block for fractured shaft of femur. *Canadian Anaesthetists' Society Journal*, 29, 270-1.

Capítulo 5
Anestesia regional e reimplante digital

Aspectos principais do caso
1. Vantagens da anestesia regional para a cirurgia de reimplante digital.
2. Uso de cateteres de longo prazo no plexo braquial para procedimentos repetidos e manejo da dor na ICU.
3. Infecção no local do cateter perineural.

Apresentação do caso
Um rapaz de 17 anos é trazido ao hospital após um acidente na fazenda da sua família, no qual sua mão ficou presa nas lâminas do ventilador de um trator que ele estava tentando consertar. Ele está consciente e consegue conversar, mas está extremamente ansioso. Sua mão direita está envolvida com gaze ensopada de sangue, e a equipe da ambulância diz que seu polegar foi cortado quase completamente na eminência tenar e está "pendurado por um fio de tecido" (Figura 5.1). Eles estimam aproximadamente 500 mL de perda de sangue no campo, sem nenhuma outra lesão associada. Ele é saudável em outros aspectos, não tem alergias e não toma medicamentos. Sua última refeição foi 2 horas atrás. Os sinais vitais são BP 151/86 mmHg, HR 102 bpm, RR 22/min, temperatura 36,5°C e SpO_2 99% com máscara de oxigênio. Ele está agendado para ser transferido com urgência para o bloco cirúrgico para desbridamento e reimplante do dígito.

Discussão do caso

Quais são as principais considerações para o reimplante de membros ou dedos?

Os objetivos principais do reimplante dos membros superiores, mãos ou dedos são restaurar a circulação e recuperar função e sensação suficientes na parte amputada, de forma a facilitar o retorno ao emprego e/ou atividades anteriores da vida diária. As lesões por amputação podem ser classificadas amplamente em três tipos com base no mecanismo: lesões por corte rápido (guilhotina), esmagamento e avulsão. Destas, o primeiro tipo tem o melhor prognóstico para a recuperação funcional, enquanto que os dois últimos têm, com frequência, resultados pobres. Uma vez que o polegar é responsável por 40% da função da mão, este dígito sempre recebe a primeira prioridade para reimplante; nos casos em que o polegar não pode ser reimplantado, o dedo menos danificado deve ser transposto para a posição do polegar. As amputações de um dígito do segundo até o quinto dedo, em geral, não são reimplantadas, uma vez que o prejuízo funcional é mínimo.

Vários outros fatores afetam o resultado dos dígitos, mãos e membros reimplantados. Evitar isquemia prolongada é particularmente importante para o tecido muscular e, portan-

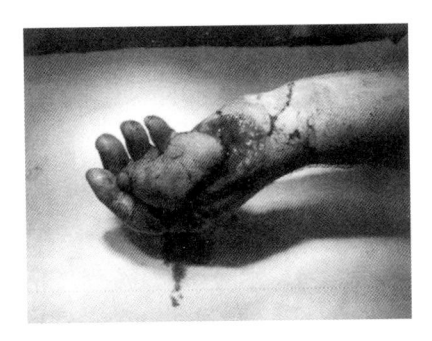

Figura 5.1 Quase amputação do polegar esquerdo.

to, é uma preocupação mais pertinente para os membros comparados aos dígitos, que carecem de músculo. O tempo permitido de isquemia quente para um membro é de aproximadamente 6 horas, comparadas a 12 horas para os dígitos. O resfriamento do dígito amputado aumenta o tempo isquêmico admissível em até 30 horas. Fatores do paciente que afetam adversamente a circulação, como tabagismo, doença do tecido conjuntivo, diabetes melito e arteriosclerose, reduzem a probabilidade de um reimplante de sucesso.

A ordem em que as estruturas são reparadas durante o reimplante digital é: osso, tendões, artérias, veias e nervos.

Quais são os passos iniciais no manejo da amputação digital?

A avaliação inicial e ressuscitação devem-se adequar às diretrizes do suporte avançado de vida no trauma (ATLS) e as lesões que ameaçam a vida devem ser identificadas e tratadas. Para amputações completas, a parte amputada deve ser envolvida em gaze úmida e colocada em um saco plástico, que, então, é imersa em uma geladeira com um saco de gelo ou em uma banheira com água gelada. Nos casos de amputação incompleta como esta, as pontes de tecido devem ser preservadas, se possível. Depois que a região lesionada é envolvida em gaze úmida, os pacotes de gelo são colocados em torno da porção distal. São feitas radiografias para determinar a extensão da lesão esquelética.

O controle do sangramento é uma prioridade inicial e deve ser realizado através da pressão direta do membro envolvido em gaze. Uma bandagem elástica pode ser enrolada gentilmente em torno do coto proximal para prevenir mais perda de sangue. Por fim, a transferência rápida para um centro cirúrgico para exame da área, hemóstase, desbridamento e reimplante microcirúrgico é a terapia definitiva.

Quais são as considerações anestésicas e os objetivos de manejo dos pacientes que se submetem a reimplante?

1. **Tempo:** os reimplantes são, geralmente, procedimentos demorados, com os reimplantes digitais múltiplos frequentemente levando até 10-18 horas ou mais. Nos casos em que um paciente tem baixa aptidão física, uma discussão com o cirurgião é justificada no que se refere aos riscos/benefícios de prosseguir com a operação.
2. **Vasospasmo/trombose:** estes eventos potencialmente catastróficos podem levar à perda do dígito reimplantado. As intervenções para reduzir o risco destes eventos incluem a manutenção de normotermia estrita quando começa a anastomose arterial, evitar agentes vasoconstritores como fenilefrina ou metaraminol, manutenção do hematócrito em

aproximadamente 30% para melhorar a viscosidade e a microcirculação, e simpatólise por meio do uso de bloqueios do plexo simpático ou braquial. Além disso, a maioria das equipes cirúrgicas usa alguma combinação de aspirina, heparina e dextran para contrapor a resposta hipercoagulável ao trauma.
3. **Controle da dor:** analgesia de qualidade com anestesia regional mais um regime adjuvante multimodal aumentarão a resposta ao estresse e reduzirão o risco de trombose e vasospasmo.

Quais são as opções anestésicas para este caso?

Em virtude da frequente natureza prolongada destes procedimentos e à frequente necessidade de coletar enxerto de veia e/ou pele de outros locais, a anestesia regional isolada é, com frequência, impraticável. Em decorrência das razões apresentadas acima, muitos anestesistas elegem a anestesia geral com os concomitantes cateteres no plexo braquial ou antebraço para controle da dor e para produzir uma simpatectomia química.

Quais são as opções para analgesia pós-operatória?

Todos os pacientes devem receber analgesia multimodal, incluindo acetaminofen mais NSAIDs ou inibidores da ciclo-oxigenase (COX)-2, a menos que seja contraindicado. Os opioides podem ser usados para superação da dor. No entanto, a analgesia de mais alta qualidade é fornecida pelo bloqueio nervoso periférico contínuo no plexo braquial. Além de deixar o local cirúrgico insensível, a simpatectomia fornecida serve para combater algum vasospasmo neurogênico que possa vir a ocorrer. Igualmente, o bloqueio de sinais nociceptivos aferentes com um cateter nervoso contínuo reduz a liberação de hormônios contrarregulatórios, catecolaminas e reagentes de fase aguda que contribuem para uma resposta prejudicial ao estresse. Embora um bloqueio nervoso único proporcione excelente alívio da dor no curto prazo, o período de tempo durante o qual estes pacientes estão em risco de vasospasmo e trombose (e, portanto, requerem simpatectomia) dura vários dias no período pós-operatório.

É esperado que os cateteres colocados em qualquer ponto ao longo do plexo braquial forneçam analgesia adequada à mão; teoricamente, a abordagem interescaleno foi considerada menos atrativa em virtude das preocupações em poupar o tronco inferior, mas isto pode ser superado com o uso de ultrassonografia e a colocação precisa do cateter próximo ao tronco médio e inferior. As desvantagens de colocar um cateter na axila relacionam-se a problemas de manutenção da esterilidade e o seu deslocamento em virtude da mobilidade da pele. As abordagens infraclavicular e supraclavicular são, consistentemente, confiáveis para analgesia da mão. Muitos profissionais acreditam que os cateteres infraclaviculares têm menos probabilidade de serem deslocados em comparação com os cateteres supraclaviculares, em virtude da maior profundidade e ao fato de que o cateter atravessa 0,5-2 cm do músculo peitoral, o que pode auxiliar a "prender" o cateter e impedir a remoção acidental.

Quais são as considerações a respeito da anticoagulação e dos cateteres no plexo braquial?

A maioria dos pacientes pós-reimplante receberá múltiplos anticoagulantes, incluindo um heparinoide, aspirina e/ou dextran durante vários dias. Existem poucas evidências para orientar a tomada de decisão para a colocação dos cateteres dos nervos periféricos no paciente anticoagulado, e a questão permanece controversa. A maioria dos especialistas concorda que a colocação dos cateteres em um ponto que seja superficial e facilmente compressível (p. ex., plexo braquial axilar) representa um perfil de baixo risco. Entretanto, uma punção vascular inadvertida em um ponto mais profundo e menos acessível (p. ex., durante bloqueio infraclavicular) pode resultar em sangramento clinicamente significativo, especialmente quando são usadas agulhas de inserção de cateter de 18 ou 19 gauge. A ultrassonografia alterou o limiar para a realização de bloqueios infraclaviculares em pacientes anticoagulados e não é mais considerada uma contraindicação, especialmente quando são numerosos os benefícios de um cateter de longo prazo, como é o caso deste paciente. O exame cuidadoso pré-procedimento e a identificação da vasculatura relevante e das estruturas do plexo é essencial antes da inserção da agulha.

Um cateter infraclavicular no plexo braquial direito é colocado guiado por ultrassom. Vinte mililitros de ropivacaína 0,25% são injetados via cateter e podem ser visualizados espalhando-se imediatamente até a artéria axilar.

Quais são as considerações técnicas na colocação de um cateter infraclavicular guiado por ultrassom?

- Abduzir o braço 90° diminui a distância da pele até o plexo e melhora a visualização das estruturas neurovasculares.
- Em pacientes magros, um transdutor linear é, com frequência, adequado para visualização. No entanto, um transdutor curvo fornecerá melhores imagens para pacientes com músculos da parede torácica ou gordura substancial, e pode melhorar a visualização da agulha. A posição do transdutor (Figura 5.2) é imediatamente medial ao processo caracoide e caudal com relação à clavícula na orientação parassagital.
- O Doppler colorido deve ser usado para identificar a artéria axilar, veia axilar e veia cefálica (Figura 5.3), e para planejar a trajetória da agulha.
- Uma agulha de inserção de cateter de 10 cm deve ser introduzida a partir do aspecto cefalado e avançada até o fascículo posterior, que se localiza posterior à artéria axilar. A administração frequente de 0,5-1 mL de injetado (hidrodissecção) auxilia na localização da ponta da agulha caso a agulha não esteja prontamente visível.
- A estimulação nervosa pode ser difícil de ser interpretada nos casos de amputação digital completa, quando é forçada a se basear em uma resposta extensora do antebraço ou do punho. A estimulação nervosa pode de fato ser potencialmente prejudicial nos casos de amputação incompleta.

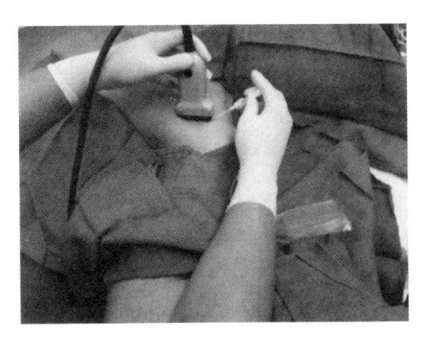

Figura 5.2 Transdutor e posição da agulha para bloqueio infraclavicular contínuo do plexo braquial guiado por ultrassom.

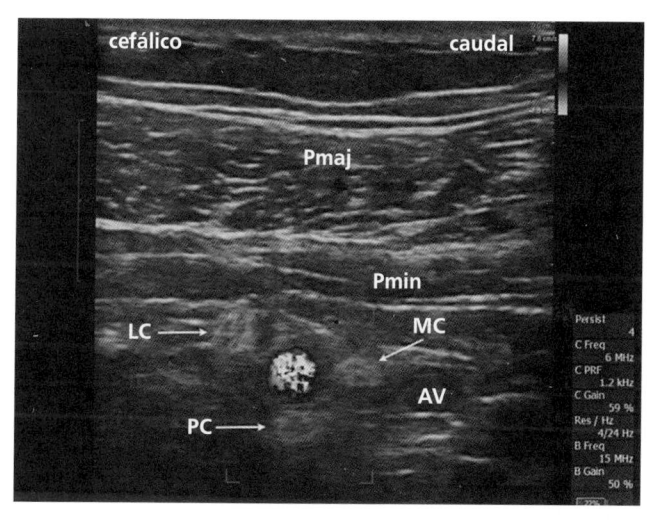

Figura 5.3 Sonoanatomia para o bloqueio infraclavicular. As estruturas neurovasculares estão localizadas nos músculos peitorais maior (Pmaj) e menor (Pmin). O fascículo lateral (LC), fascículo posterior (PC) e fascículo medial (MC) podem ser reunidos em torno da artéria axilar. A função do Doppler colorido está sendo usada para ajudar a identificar a artéria. A veia axilar (AV) é vista caudal do fascículo medial.

- O cateter só deve ser avançado 1-2 cm além da ponta da agulha para evitar que o cateter fique preso e/ou um aumento na distância final entre o nervo e o cateter.
- A confirmação da localização da ponta do cateter é mais bem obtida com a função Doppler ou o uso de uma pequena quantidade de injetado de ar/fluido agitado. A presença de "coloração" na posição de 6 horas com relação à artéria axilar prediz um bloqueio de sucesso.

Quais são as escolhas anestésicas locais e as opções para regime de infusão?

Os objetivos para este regime de infusão são:

- Proporcionar analgesia e simpatectomia sem bloqueio motor.
- Titular o efeito analgésico para dor de intensidade variada, como trocas de curativos ou procedimentos cirúrgicos repetidos.
- Minimizar o consumo de anestésico local para reduzir o risco de toxicidade sistêmica.

Para bloqueios do plexo braquial, isto é mais bem obtido com uma infusão basal (5-8 mL/h) de ropivacaína 2%, mais um bolo controlado pelo paciente (4-8 mL) a cada 20-60 minutos. A bupivacaína não é comumente usada em decorrência das preocupações relacionadas com a toxicidade sistêmica, bem como a incidência aumentada de bloqueio motor comparada com a ropivacaína. A lidocaína é um anestésico local relativamente seguro, mas, nas concentrações exigidas para proporcionar analgesia, esta droga também contribui para um aumento no bloqueio motor.

Adjuvantes como a clonidina e epinefrina têm um papel pequeno na melhora da analgesia em técnicas contínuas com cateter. Neste caso particular, a epinefrina deve ser usada com cuidado em virtude das suas propriedades vasoconstritoras nos vasos digitais. A clonidina somente demonstrou aumentar a incidência de bloqueio motor em bloqueios nervosos periféricos contínuos.

Por quanto tempo os cateteres do plexo braquial podem ser deixados no lugar? Quais são os riscos e os benefícios?

A escolha de uma duração apropriada para a infusão perineural requer que sejam pesados os benefícios da analgesia continuada e simpatectomia em comparação com o risco de complicações. A maioria dos cateteres perineurais permanece *in situ* por 2-5 dias, mas, nos casos em que os pacientes requerem transporte médico estendido ou bloqueio simpático prolongado, foram relatadas durações de mais de 4-12 semanas. Este paciente pode requerer procedimentos cirúrgicos em série (p. ex., trocas de curativos, desbridamento) por mais de 1-2 semanas, e o cateter pode ser mantido *in situ* até que esteja assegurada a recuperação e o risco de complicações vasculares no local do enxerto tenha diminuído.

Problemas técnicos como cateter enrolado, ruptura e corte podem ocorrer. Contudo, as complicações mais preocupantes incluem a toxicidade sistêmica do anestésico local, lesão neurológica e infecção. Os riscos de toxicidade sistêmica e lesão neurológica são difíceis de quantificar, mas parecem ser muito raros. Por exemplo, o risco de lesão nervosa que dura mais de 9 meses associada a bloqueios nervosos contínuos é estimado em 0,07%. O risco de infecção está relacionado com a duração da colocação do cateter e, embora as taxas de colonização do cateter possam exceder 50%, uma infecção clinicamente relevante tem uma incidência geral relatada de 1%.

Quais são os fatores de risco para o desenvolvimento de uma infecção relacionada com um cateter perineural?

1. **Trauma:** as causas sugeridas incluem uma variedade maior de flora bacteriana na pele e/ou dificuldades na manutenção da assepsia durante a colocação do cateter em pacientes com trauma.
2. **Admissão ao atendimento intensivo:** isto pode estar relacionado com a imunidade celular prejudicada e resposta inflamatória regulada para cima no contexto de atendimento crítico.
3. **Duração da infusão do cateter perineural > 48 horas.**
4. **Ausência de profilaxia com antibiótico:** uma única dose no momento da inserção pode não ser suficiente para prevenir infecção, e a profilaxia contínua é em geral indicada.
5. **Local de inserção:** os cateteres femorais e axilares estão associados a uma taxa mais elevada de colonização do que os cateteres interescalenos ou ciático poplíteo. Isto pode-se dever à alta concentração de glândulas sebáceas nestas áreas, o que reduz a eficácia das soluções desinfetantes de aderirem à pele.
6. **Sexo masculino:** isto provavelmente está relacionado com a população em maior risco de trauma.

Leitura adicional

Beris, A. E., Lykissas, M. G., Korompilias, A. V. *et al.* (2010). Digit and hand replantation. *Archives of Orthopaedic and Trauma Surgery,* **130,** 1141-7.

Bigeleisen, P. E. (2007). Ultrasound-guided infraclavicular block in an anticoagulated and anesthetized patient. *Anesthesia and Analgesia,* **104,** 1285-7.

Capdevila, X., Bringuier, S., Borgeat, A. (2009). Infectious risk of continuous peripheral nerve blocks. *Anesthesiology,* **110,** 182-8.

Caplan, R. A., Long, M. C. (1984). Prolonged anesthesia – management and sequelae of a two-day general anesthetic. *Anesthesia and Analgesia,* **63,** 353-8.

Hebl, J. R. (2006). The importance and implications of aseptic techniques during regional anesthesia. *Regional Anesthesia and Pain Medicine,* **31,** 311-23.

Ilfeld, B. M. (2011). Review article: continuous peripheral nerve blocks: a review of the published evidence. *Anesthesia and Analgesia,* **113,** 904-25.

Shanahan, P. T. (1984). Replantation anesthesia. *Anesthesia and Analgesia,* **63,** 785-6.

Taras, J. S., Behrman, M. J. (1998). Continuous peripheral nerve block in replantation and revascularization. *Journal of Reconstructive Microsurgery,* **14,** 17-21.

Capítulo 6

Anestesia regional e síndrome compartimental

Aspectos principais do caso
1. Manejo analgésico do paciente em risco de síndrome compartimental, incluindo considerações para técnicas de injeção simples *versus* cateter perineural contínuo.
2. Monitoramento do paciente em risco de síndrome compartimental.

Apresentação do caso
Um homem de 29 anos é trazido ao hospital após ter sido atropelado por um táxi enquanto atravessava um cruzamento movimentado na sua bicicleta. Os paramédicos relatam que ele estava consciente na cena, mas um pouco confuso e estava usando capacete na hora do impacto. Seus sinais vitais são BP 154/86, RR 99 e SpO_2 99% com máscara de oxigênio. Ele está alerta e respondendo aos comandos adequadamente. Um levantamento das suas lesões revela múltiplas abrasões na pele, várias lacerações superficiais nas extremidades superiores e uma fratura tibial proximal esquerda fechada. Ele diz que está "todo dolorido", mas não tem outras lesões óbvias. O cirurgião ortopedista avalia o paciente e agenda o procedimento para fixar a tíbia, a ser realizado na manhã seguinte.

Discussão do caso

Quais são as questões principais no manejo de fraturas tibiais?
A tíbia é o osso longo mais comumente fraturado no corpo, e esta lesão está geralmente associada a trauma em alta velocidade, como o que ocorre em acidentes com veículos automotores ou em atividades esportivas com alta velocidade (p. ex., esquiar). Como tal, o paciente deve ser cuidadosamente avaliado quanto a outras lesões concomitantes. Outras considerações importantes são a presença de ferimentos abertos no local da fratura e insuficiência neurovascular. Enquanto todas as fraturas abertas devem ser tratadas cirurgicamente, algumas fraturas fechadas são receptivas à redução e à imobilização, dependendo do grau de instabilidade. Uma das preocupações mais sérias é o potencial para a síndrome compartimental aguda (ACS) após lesões (fraturas ou tecido mole) na perna e um alto índice de suspeita é necessário para esta complicação. O tratamento cirúrgico de escolha é geralmente a colocação de uma haste intramedular, pois está associada a menos complicações infecciosas e menos traumas nos tecidos moles do que a colocação de placa na fratura. Nos casos em que a haste IM pode ser desafiadora ou em fraturas gravemente cominutivas, pode ser usada fixação externa.

Qual é a patofisiologia da ACS? Por que a perna tem propensão ao desenvolvimento de ACS?

A ACS ocorre quando a pressão dentro de um compartimento fechado se eleva acima da pressão da perfusão capilar, comprometendo a circulação e a função do tecido dentro daquele espaço. Quando os capilares colapsam, cessa o fluxo através do leito do tecido e dentro do sistema venoso, levando à hipóxia do tecido e à liberação de mediadores, que aumentam a permeabilidade vascular. A fuga de fluido resultante das membranas capilar e muscular aumenta o edema e piora a pressão intracompartimental, levando a um ciclo vicioso de pressão aumentada → isquemia → fuga → pressão aumentada. A pressão do tecido normal é geralmente 0-10 mmHg e a pressão de enchimento capilar é equivalente à pressão arterial diastólica. Quando o gradiente entre a pressão do tecido e a pressão sanguínea diastólica cai até 30 mmHg, o risco de colapso capilar e desenvolvimento de ACS aumenta significativamente.

A perna é dividida em quatro compartimentos anatômicos distintos contendo músculos, nervos e vasos específicos (Figura 6.1). Cada compartimento é ligado por planos osteofasciais inelásticos que não permitem a expansão no caso de um aumento no volume intracompartimental (p. ex., trauma, sangramento ou inchaço). O compartimento anterior contém os dorsiflexores do pé, o nervo fibular profundo e a artéria e veia tibial anterior; o compartimento lateral contém os aversores do pé (fibular longo curto), além do nervo fibular superficial; o compartimento posterior profundo abriga os flexores plantares, além dos vasos

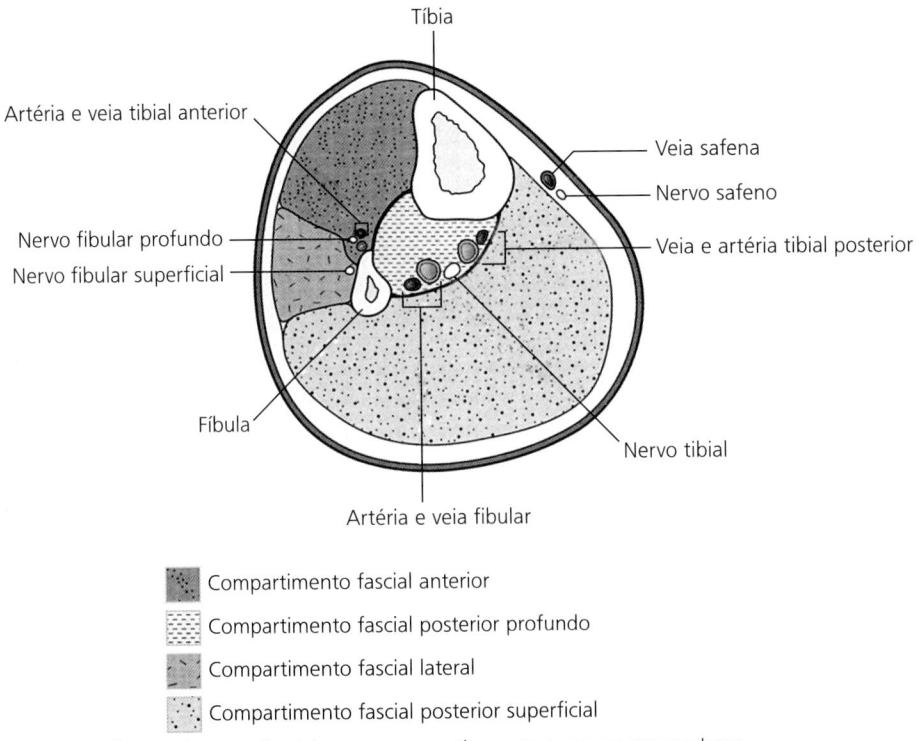

Figura 6.1 Compartimentos fasciais e suas respectivas estruturas neurovasculares.

tibiais e fibulares posteriores; finalmente, o compartimento posterior superficial contém os grandes flexores plantares (gastrocnêmio e sóleo), mas nenhum vaso ou nervo. Destes, o compartimento anterior é o mais frequentemente afetado pela ACS, embora, no caso de lesões em alta velocidade como esta, frequentemente múltiplos compartimentos estão envolvidos.

Qual é a epidemiologia da síndrome compartimental aguda?

A incidência média anual de ACS para nações ocidentais é de aproximadamente três por 100.000. Mais de 1/3 de todos os casos de ACS estão associados à fratura tibial, particularmente os terços proximal e médio da diáfise (em virtude da massa muscular mais volumosa comparada com a perna distal). Outros pontos comuns de fratura que conduzem à ACS incluem fraturas diafisárias do antebraço e fraturas do rádio distal. Relatos mais antigos sugeriram que fraturas supracondilares em crianças também eram uma lesão de alto risco, mas isso é visto menos comumente na prática corrente, e a discrepância pode ser causada pelas práticas desatualizadas de engessamento em hiperflexão. A segunda causa mais comum depois da fratura é a lesão dos tecidos moles. Existem muitas outras causas, como lesão por esmagamento ou reperfusão, exercícios, punção arterial, curativos circunferenciais, queimaduras e picadas de cobra. A idade mais precoce (< 35 anos) é um fator de risco, aumentando a incidência de ACS após fratura tibial em 30 vezes e os homens ultrapassam em número as mulheres em uma proporção de aproximadamente 10:1. Parece não haver diferença nas taxas de ACS após fraturas abertas *versus* fechadas.

A síndrome compartimental também ocorre na parte superior do braço, coxa, pé, mão, nádega e abdome.

Como é feito o diagnóstico de ACS?

O diagnóstico de ACS tradicionalmente tem sido clínico, com base principalmente, na presença de dor desproporcional e parestesia. Apesar da confiança dos clínicos nestes sintomas, eles se revelaram muito variáveis e, em grande parte, não confiáveis. A dor pode ser mínima ou ausente se estiver presente lesão nervosa. Compartimentos fasciais tensos e inchados e dor no estiramento passivo estão, frequentemente, presentes, mas nem sempre. Paralisia é um sinal tardio e é com frequência irreversível. Ausência de pulso e palidez são descritos frequentemente, mas são de fato raros, pois as pressões que causam ACS são geralmente bem abaixo da pressão arterial sistêmica. Os poucos estudos que investigaram a utilidade dos sinais e sintomas clínicos demonstraram sensibilidade e valor preditivo positivo de apenas 11-15%, enquanto que a especificidade e o valor preditivo negativo foram 97-98%. Em outras palavras, os achados clínicos clássicos são mais prováveis de estarem presentes em um paciente *sem* ACS do que em um paciente com a síndrome; por outro lado, uma ausência de sinais e sintomas clínicos é um sinal tranquilizador. Estes sinais são claramente ainda menos úteis no paciente sedado ou neurologicamente prejudicado.

A falta de confiabilidade dos sinais clínicos motivou algumas unidades importantes de cuidados intensivos ao trauma a abandonarem o exame físico como parte do processo de triagem para ACS e, em vez disso, baseiam-se unicamente nas medidas objetivas das pressões compartimentais (Figura 6.2) ou na isquemia do tecido (Tabela 6.1).

Tabela 6.1 Monitores não clínicos para a síndrome compartimental

Monitor	Método	Notas
Monitoramento da pressão compartimental	Manômetros com agulha são colocados em compartimentos individuais, e a pressão é registrada Pressão normal 10-12 mmHg Pressões absolutas do tecido foram usadas (p. ex., 30-45 mmHg), mas podem subestimar o risco em hipotensão ΔP (pressão diastólica-pressão do tecido) de 30 mmHg provavelmente mais confiável	Barato e fácil Pode ser usado continuamente, mas tende a coagulação/bloqueio Deve ser realizado o mais próximo possível da fratura; uma redução de 10 mmHg na pressão do tecido é esperada para cada 5 cm distais que a pressão é medida
Espectroscopia no infravermelho próximo (NIRS)	Mede oxigenação do tecido (StO_2) Valores refletem fortemente pressão compartimental, pressão da perfusão e perda da função muscular	Não invasivo, pode ser usado continuamente Caro, somente útil para compartimentos rasos (p. ex., superfície); não é capaz de medir compartimento posterior profundo da panturrilha
Creatina fosfoquinase	Estima o grau do dano muscular	Barato, quase sempre disponível Indicador tardio, dano já começou a ocorrer Pode ser confuso em politrauma, onde existem outras fontes de músculo danificado

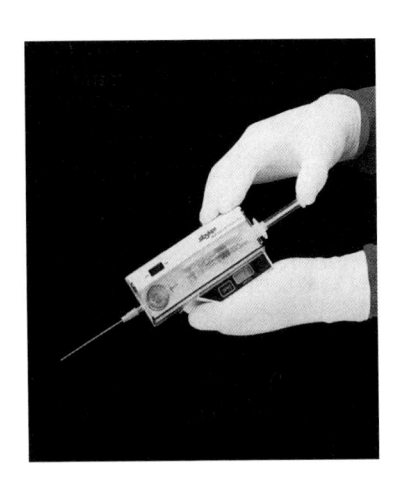

Figura 6.2 Monitor de pressão intracompartimental portátil (Striker Instruments, Kalamazoo, MI). Este aparelho descartável de mão permite a quantificação rápida e precisa à beira do leito das pressões compartimentais.
Com permissão de Stryker Instruments.

Qual é o tratamento para ACS?

A síndrome compartimental é uma emergência cirúrgica e requer imediata fasciotomia para reduzir a pressão do tecido nos compartimentos afetados. Em geral, são feitas duas incisões longitudinais, uma lateralmente e uma medialmente, para descomprimir todos os quatro compartimentos fasciais.

O paciente está para ser internado para observação durante a noite antes do seu procedimento pela manhã. Neste meio tempo, ele está queixando-se de dor 9/10 no local da fratura apesar dos 24 mg de morfina intravenosa e está solicitando um analgésico adicional.

Como um bloqueio regional poderia interferir no diagnóstico de ACS?

Apesar das evidências demonstrando que os sinais clínicos não são confiáveis, muitos clínicos ainda se baseiam na presença ou ausência de dor como uma ferramenta diagnóstica para ACS. No passado, frequentemente era negada aos pacientes uma analgesia de qualidade por medo de perder os sinais e sintomas "cardinais" de ACS. Este medo levou muitos cirurgiões e anestesistas a advogarem contra o uso de bloqueios nervosos neuroaxiais e periféricos nesta população. Embora existam relativamente poucos relatos do uso de bloqueio regional no contexto da ACS, a analgesia epidural estava implicada no diagnóstico tardio de ACS em três pacientes, todos os quais tiveram bloqueios motores bilaterais densos por mais de 18 horas após suas cirurgias. Um achado comum, nestes três casos, foi uma ausência de dor intensa em virtude de seu bloqueio sensitivo e motor profundo. Outros exames prospectivos da analgesia epidural sugerem que a analgesia neuroaxial ajudou a facilitar o diagnóstico em virtude da severidade crescente da dor intensa.

As evidências para bloqueios nervosos periféricos (PNBs) são mais encorajadoras – não há evidências de que os PNBs retardem o diagnóstico de síndrome compartimental dos membros superiores ou da coxa. Existe um pequeno número de relatos que atribuem retardos no diagnóstico aos bloqueios nervosos dos membros inferiores, porém o mecanismo é um tanto incongruente (p. ex., um bloqueio nervoso femoral retardando o diagnóstico de síndrome compartimental da panturrilha).

A anestesia regional deve ser evitada em pacientes com alto risco de ACS?

Pacientes que estão lesionados por trauma merecem um controle da dor de qualidade. Embora os opioides (e outros analgésicos não opioides multimodais) tenham o seu lugar no manejo da dor aguda, o padrão ouro para dor aguda isolada dos membros é o bloqueio nervoso periférico. Ele proporciona analgesia superior aos opioides, particularmente quando ministrado por uma técnica com cateter contínuo e acarreta menos efeitos colaterais do que os opioides ou a analgesia epidural.

Não existe literatura que apoie a visão de que os opioides são, inerentemente, mais seguros do que a anestesia regional neste contexto. Na verdade, existem, pelo menos, seis relatos de diagnóstico tardio de ACS atribuído à analgesia com opioide. No entanto, esta não é a questão principal, já que não deve ser negado a nenhum paciente o acesso ao controle da dor de qualidade. Em vez disso, a pergunta deve ser: "Se um paciente está em alto risco de ACS, ele deve ser monitorado *objetivamente*, em vez de clinicamente, para esta complicação?" Em vez de excluir uma modalidade analgésica extremamente efetiva como a analgesia regional, a equipe de atendimento deve tomar uma decisão precoce de iniciar o monitoramento da pressão compartimental ou espectroscopia no infravermelho próximo. Ao mesmo tempo, uma estratégia racional pode ser empregada para o uso de analgesia regional que reduza o risco de diagnóstico tardio.

Como o risco de diagnóstico tardio de ACS pode ser minimizado enquanto é usada analgesia/anestesia regional?

Duas estratégias gerais podem ser usadas para minimizar o risco de diagnóstico tardio. Primeiro, e mais importante, devem ser usadas soluções diluídas de anestesia local para analgesia. Não existe a exigência de um bloqueio motor profundo no contexto pré-operatório ou pós-operatório. Além do mais, uma solução diluída demonstrou em múltiplos relatos que, na verdade, facilita o diagnóstico precoce de ACS se e quando o paciente relata dor intensa progressiva. A dor isquêmica da ACS é difícil de mascarar com soluções analgésicas diluídas de anestésico local e requer concentrações anestésicas cirúrgicas para controle. Exemplos de soluções apropriadamente diluídas são ropivacaína 0,1-0,2% ou bupivacaína/levobupivacaína 0,1-0,125%. Também é apropriado usar opioides epidurais em concentrações diluídas (p. ex., fentanil 2-4 mcg/mL) e estes não contribuem para um bloqueio motor.

A segunda estratégia é o uso de técnicas com cateter nervoso periférico contínuo. A colocação de um cateter ciático é uma intervenção comum para fraturas da haste tibial em nossa instituição. A sua vantagem reside na habilidade do clínico de alterar a concentração do anestésico local para se adequar à intervenção (procedimento cirúrgico *versus* dor pós-operatória) ou interromper a infusão totalmente se necessário. Os cateteres podem ser colocados a qualquer momento durante a permanência no hospital e ser deixados "secos" (ou com uma pequena infusão de solução salina para prevenir coagulação) e depois receber bolos quando apropriado. Sempre que possível, soluções diluídas de anestésicos locais (p. ex., ropivacaína 0,2%) devem ser usadas.

É colocado um cateter ciático poplíteo, e o paciente iniciou uma infusão de ripovacaína 0,2% a 5 mL/h, com um recurso de bolus de 5 mL a cada 30 minutos. O paciente expressa sua gratidão pela melhora no controle da dor e é mandado para o andar. Tudo está calmo até 4 horas da manhã, quando você recebe um chamado da equipe de enfermagem informando que o paciente está queixando-se de aumento de dor na perna.

Como você avalia o paciente e quais são suas intervenções iniciais?

Uma vez que o paciente está em alto risco de ACS, isto requer atenção imediata. O paciente deve ser questionado quanto ao momento, localização e natureza da dor, e a bomba de infusão examinada para avaliar o uso de anestésico local. O exame físico da perna, incluindo palpação dos compartimentos da panturrilha e a medida da circunferência da panturrilha, deve ser realizado; entretanto, nesta situação, o estabelecimento das pressões compartimentais é indicado, e isto deve ser realizado por um médico experiente neste tipo de monitoramento.

As pressões compartimentais e de perfusão estão normais e, várias horas depois, o paciente é levado para o bloco cirúrgico para fixar a fratura intramedularmente. Ele ainda está recebendo a infusão de ropivacaína 0,2%.

Quais são as opções anestésicas?

Nesta situação, existem, essencialmente, três opções: anestesia geral, anestesia neuroaxial e PNB usando o cateter *in situ*. Pode ser que haja preocupações que tornem a indução de anestesia geral menos atraente (p. ex., lesão espinal cervical potencial, estômago cheio etc.). Por outro lado, muitos pacientes com trauma simplesmente não conseguem ficar deitados por 2 horas enquanto um procedimento é realizado com bloqueio regional. A anestesia neuroaxial pode ser efetiva, mas pode ser um desafio ser realizada em um paciente que não consegue posicionar-se idealmente em virtude de dor generalizada. Se é escolhida uma técnica neuroaxial, deve ser feita uma consideração quanto à duração do bloqueio da extremidade inferior, embora seja improvável que uma síndrome compartimental se desenvolva nas primeiras 2-3 horas imediatamente após a cirurgia.

Se o cateter ciático está funcionando bem, esta pode ser uma boa opção. O anestésico local de escolha para anestesia cirúrgica, neste caso, deve ser de ação curta ou intermediária (p. ex., altas concentrações de ropivacaína ou bupivacaína devem ser evitadas). A lidocaína 2% ou mepivacaína 1,5% são escolhas apropriadas e proporcionarão 3-4 horas de anestesia cirúrgica.

Após o procedimento, a infusão de ropivacaína ou bupivacaína diluída pode ser reiniciada.

Leitura adicional

Al-Hadithy, N., Al-Nammari, S. (2010). Towards evidence based emergency medicine: best BETS from the Manchester Royal Infirmary. BET 4. Positioning of compartment pressure monitors in lower limb fractures. *Emergency Medicine Journal: EMJ*, 27, 954-5.

Davis, E. T., Harris, A., Keene, D., Porter, K., Manji, M. (2006). The use of regional anaesthesia in patients at risk of acute compartment syndrome. *Injury*, 37, 128-33.

Garr, J. L., Gentilello, L. M., Cole, P. A., Mock, C. N., Matsen, F. A., 3rd. (1999). Monitoring for compartmental syndrome using near-infrared spectroscopy: a noninvasive, continuous, transcutaneous monitoring technique. *The Journal of Trauma*, 46, 613-16.

Harrington, P., Bunola, J., Jennings, A. J., Bush, D. J., Smith, R. M. (2000). Acute compartment syndrome masked by intravenous morphine from a patient-controlled analgesia pump. *Injury*, 31, 387-9.

Hocking, G. (2007). Re: The use of regional anaesthesia in patients at risk of acute compartment syndrome. *Injury*, 38, 872-3.

Kakar, S., Firoozabadi, R., McKean, J., Tornetta, P., 3rd. (2007). Diastolic blood pressure in patients with tibia fractures under anaesthesia: implications for the diagnosis of compartment syndrome. *Journal of Orthopaedic Trauma*, 21, 99-103.

Karagiannis, G., Hardern, R. (2005). Best evidence topic report. No evidence found that a femoral nerve block in cases of femoral shaft fractures can delay the diagnosis of compartment syndrome of the thigh. *Emergency Medicine Journal: EMJ*, 22, 814.

Kosir, R., Moore, F. A., Selby, J. H. *et al.* (2007). Acute lower extremity compartment syndrome (ALECS) screening protocol in critically ill trauma patients. *The Journal of Trauma*, 63, 268-75.

Mar, G. J., Barrington, M. J., McGuirk, B. R. (2009). Acute compartment syndrome of the lower limb and the effect of postoperative analgesia on diagnosis. *British Journal of Anaesthesia*, 102, 3-11.

Masquelet, A.-C. (2010). Acute compartment syndrome of the leg: pressure measurement and fasciotomy. *Orthopaedics & Traumatology, Surgery & Research: OTSR*, 96, 913-17.

McQueen, M. M., Gaston, P., Court-Brown, C. M. (2000). Acute compartment syndrome. Who is at risk? *The Journal of Bone and Joint Surgery. British Volume*, 82, 200-3.

Ulmer, T. (2002). The clinical diagnosis of compartment syndrome of the lower leg: are clinical findings predictive of the disorder? *Journal of Orthopaedic Trauma*, 16, 572-7.

Capítulo 7

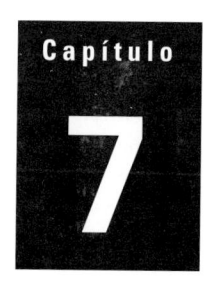

Anestesia regional para trauma torácico fechado

Aspectos principais do caso
1. Prevenção das complicações pulmonares com técnicas analgésicas regionais (intercostal, paravertebral, epidural, intrapleural) após trauma torácico fechado.
2. Considerações referentes à toxicidade sistêmica de anestésico local.

Apresentação do caso
Uma mulher oficial de polícia de 47 anos é trazida ao hospital por um colega após ter sido jogada do seu cavalo enquanto fazia a patrulha de uma manifestação de estudantes. Ela está acordada e alerta, com um GCS de 15, mas queixando-se de dor na região anterolateral esquerda do peito, onde bateu contra uma grade de proteção. O exame revela uma via aérea pérvea, murmúrios vesiculares bilaterais e nenhuma evidência de sangramento externo ou lesão torácica penetrante. Seus sinais vitais são HR 98, BP 141/92, RR 28 e SpO_2 95% com máscara de oxigênio. Ela está neurologicamente intacta e tem a variação completa de movimentos da coluna cervical sem sensibilidade à palpação. A palpação na área anterolateral esquerda do peito é muito dolorosa, e uma CT do tórax revela uma contusão pulmonar moderada do lado esquerdo (representando aproximadamente 15% do espaço aéreo) e fraturas no terço médio das costelas 5 até 8.

Discussão do caso
Qual é a fisiopatologia da contusão pulmonar?
A contusão pulmonar é um achado comum após trauma torácico fechado, particularmente depois de quedas e rápida desaceleração associada a batidas de veículos automotores. Os dois prognosticadores mais significativos de contusão pulmonar são uma mudança instantânea na velocidade > 45 mph e um impacto frontal ou próximo à lateral com um objeto fixo. Os alvéolos subjacentes à parede torácica sofrem ruptura principalmente pela onda de choque ou são separados dos tecidos hilares mais pesados em virtude das diferentes taxas de desaceleração. O resultado é sangramento intersticial e alveolar, edema, inflamação e redução na produção de surfactante, conduzindo a vários graus de hipoxemia, hipercarbia, redução da complacência pulmonar, aumento no trabalho de respiração, hemoptise e insuficiência respiratória. O quadro clínico atinge seu auge em cerca de 72 horas, e, em geral, a maioria dos pacientes se recupera completamente sem doença respiratória residual.

Como o exame por imagem ajuda no diagnóstico de contusão pulmonar?
Os achados de consolidação nos raios X de tórax tipicamente aparecem 4-6 horas após a lesão e desaparecem após vários dias. Entretanto, muitos raios X realizados como parte do trabalho com o trauma não apresentarão um processo em evolução e tendem a subestimar a

incidência eventual. A CT do tórax é muito sensível; aproximadamente 1/3 dos pacientes com achados de contusão pulmonar na CT após trauma torácico fechado não terão achados em filmes simples. A CT também é útil na estratificação do risco quando à necessidade de ventilação mecânica e para aumentar a sensibilidade do diagnóstico de fraturas nas costelas comparada aos filmes simples.

Qual é o efeito no resultado de múltiplas fraturas de costelas?

É sabido que a mortalidade está linearmente associada ao número de costelas fraturadas, aumentando de cerca de 10% para três costelas para > 30% para seis ou mais costelas. A morbidade aumenta dramaticamente se existe uma contusão pulmonar concomitante. Por exemplo, a incidência de insuficiência respiratória é de cerca de 20% somente com fratura de costela, mas 50% se a fratura de costela for acompanhada de contusão pulmonar.

As costelas fraturadas são marcadores da gravidade da lesão, particularmente em pacientes mais jovens com caixa torácica mais flexível, quando é necessária mais energia para causar a lesão. Fragmentos pontiagudos de osso podem lacerar órgãos subjacentes como pleura, pulmão, baço e fígado. As fraturas de costela são muito dolorosas, limitando a capacidade do paciente de respirar profundamente, tossir e receber fisioterapia, levando a atelectasia, hipoxemia, pneumonia e desconforto respiratório. A analgesia para fraturas de costela é claramente uma prioridade nestes pacientes.

Quais são as vantagens e desvantagens das diferentes modalidades analgésicas para o trauma torácico?

O plano analgésico para pacientes com trauma torácico deve ser individualizado, já que não existe uma modalidade que seja melhor para todos os pacientes. Os objetivos devem ser minimizar a depressão respiratória, otimizar a excursão respiratória sem prejudicar o lado não lesionado e minimizar possíveis efeitos colaterais da intervenção, como toxicidade sistêmica anestésica (LAST) ou pneumotórax iatrogênico. Além disso, o plano deve ser o mais simples possível para atingir estes objetivos. Exemplos de modalidades possíveis são descritos na Tabela 7.1.

A analgesia epidural torácica (TEA) é a melhor opção para fraturas de costela bilaterais, contanto que não existam contraindicações (p. ex., lesão na coluna). Os bloqueios intercostais são eficazes, porém requerem múltiplas injeções, são de duração intermediária e implicam o risco de pneumotórax (1,5% por bloqueio realizado). Esta última preocupação é prevenida se for colocado um dreno torácico. O bloqueio paravertebral (PVB) é a técnica preferida em nossa instituição, pois é relativamente livre de efeitos colaterais, é fácil de realizar, pode ser usado com uma técnica com cateter e proporciona analgesia equivalente à TEA. Os opioides sistêmicos têm um papel no trauma, especialmente no paciente com lesões múltiplas que requer cirurgia urgente seguida de uma permanência na ICU; no entanto, é vantajoso suplementar com uma técnica regional assim que o seu *status* tenha se estabilizado para facilitar a recuperação. A analgesia intrapleural tem poucas vantagens para ser recomendada para fraturas de costela – é trabalhosa de realizar, com frequência resulta em pneumotórax e é variável no seu padrão de analgesia.

É importante lembrar que as fraturas de costela raramente existem em um vácuo e que a maioria dos pacientes terá lesões associadas (p. ex., pulmonar, cardíaca, dos grandes vasos, baço, fígado). É essencial assegurar que o paciente esteja euvolêmico, estável e não em peri-

Tabela 7.1 Modalidades analgésicas para fraturas de costela

Modalidade analgésica	Vantagens	Desvantagens
Analgesia sistêmica (NSAIDs, acetaminofen, opioides)	Fácil de administrar Pode ser titulada para vários níveis de dor Sem risco de pneumotórax, punção dural, LAST	Possível contraindicação para NSAIDs se houver risco de sangramento Depressão respiratória e sedação dos opioides
Analgesia torácica epidural	Fácil de realizar, frequentemente realizada (familiaridade da enfermagem) Excelente analgesia Ideal para fraturas de costela bilaterais Pouco risco de LAST	Hipotensão arterial comum em virtude de simpatectomia Conflito com alguns regimes de anticoagulação Não deve ser realizada em pacientes inconscientes
Bloqueio nervoso paravertebral	Excelente analgesia unilateral Tecnicamente fácil Sem necessidade de palpação das costelas Pode ser feito em presença de anticoagulação ou em pacientes inconscientes com segurança Hipotensão/simpatectomia rara Pode ser feito como técnica com cateter (uma injeção)	Pequeno risco de pneumotórax Pequeno risco de propagação epidural Deve-se ter cuidado com dosagens re: LAST (absorção rápida)
Bloqueio nervoso intercostal	Excelente analgesia segmental Tecnicamente fácil	Geralmente requer múltiplas injeções Palpação necessária (= dor) Dura apenas 6-8 horas Risco de pneumotórax (1,5% por nervo bloqueado) Risco mais elevado de LAST – ↑absorção dos vasos intercostais
Bloqueio intrapleural	Pode ser moderadamente eficaz	Eficácia variável; dependente da posição/gravidade Tecnicamente desafiador se não usar sonda torácica para inserção Alto risco de LAST – grande área de superfície Risco de punção parenquimal do pulmão

LAST, toxicidade sistêmica anestésica local.

go de descompensação antes de realizar o bloqueio regional, pois a simpatectomia resultante pode causar colapso cardiovascular.

Qual das técnicas acima pode ser realizada enquanto o paciente está recebendo profilaxia para trombose venosa?

Todas as técnicas regionais podem ser empregadas com eficácia e segurança, dependendo do agente tromboprofilático. Uma exceção é a TEA, quando é usada heparina de peso molecular baixo 2 vezes ao dia, pois a presença de um cateter alojado não é recomendada (veja as diretrizes do ASRA nas Leituras adicionais em Horlocker *et al.* (2010)). O bloqueio paravertebral é uma opção atraente em pacientes que estão anticoagulados ou com drogas que excluem analgesia epidural, já que o risco de sangramento sério é muito baixo.

Você decide realizar bloqueios intercostais no serviço de emergência para alívio da dor, já que a paciente está claramente desconfortável quando respira. O SpO_2 ainda está em 90 na máscara de oxigênio.

Quais são as considerações técnicas na realização de bloqueios intercostais guiados por ultrassom?

Os nervos espinais torácicos saem do forame e passam pelo espaço entre os músculos intercostais mais profundos e internos, onde permanecem por boa parte do restante do seu curso (Figura 7.1). A descrição clássica de cada nervo intercostal viajando no espaço subcostal está ultrapassada; estudos anatômicos mostraram que a real posição relativa às costelas é bastante variável. Na linha média axilar, o nervo intercostal origina o ramo cutâneo lateral, o qual perfura os músculos intercostais internos e externos e abastece os músculos e a pele do tronco lateral. A continuação do nervo intercostal termina como o ramo cutâneo anterior, que abastece a pele e os músculos do tronco anterior, incluindo a pele que recobre o esterno e o retoabdominal.

O bloqueio intercostal resulta em analgesia ipsilateral. Em contraste com o bloqueio paravertebral, a propagação para níveis adjacentes é menos provável, embora possível, especialmente com grandes volumes de injetado e/ou pontos de injeção próximos à linha média das costas. O bloqueio pode ser realizado nas posições sentada, em decúbito lateral ou ventral. A palpação do ângulo inferior da escápula permite a identificação da vértebra T7 e as costelas que se deseja bloquear (Figura 7.2).

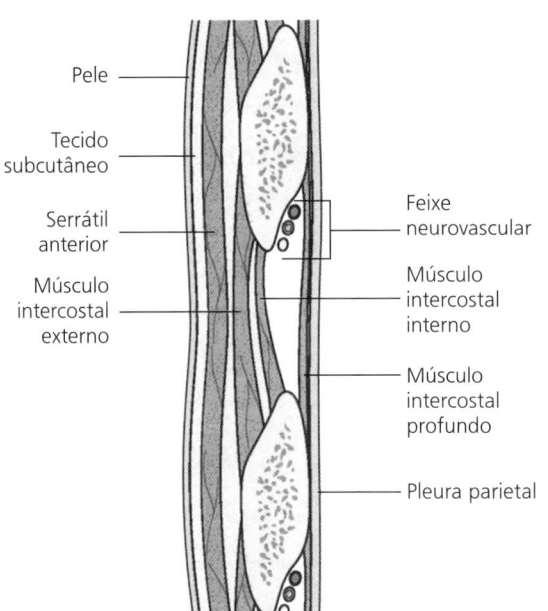

Figura 7.1 Secção parassagital da parede torácica posterolateral mostrando a relação entre as costelas, os músculos e as estruturas neurovasculares.

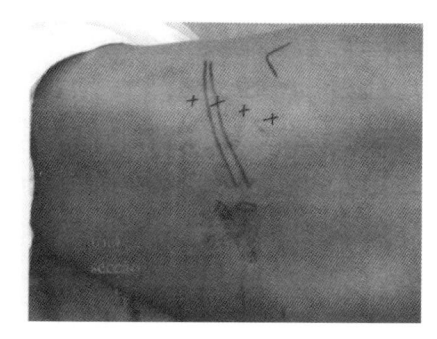

Capítulo 7: Anestesia regional para trauma torácico fechado

Figura 7.2 Posicionamento e marcação para os bloqueios intercostais. O processo espinhoso T7 foi identificado usando o ângulo da escápula e a sétima costela marcada. Cada "X" marca um nível de costela a ser bloqueado (T5-8 neste caso).

Após a preparação estéril, é colocado um transdutor linear de ultrassom na orientação parassagital a aproximadamente 6-8 cm da linha média sobre a primeira costela a ser bloqueada. A costela será visualizada como uma densidade linear convexa hiperecoica com a pleura mais profunda em um dos lados (Figura 7.3). Deslizando a sonda 1-2 cm inferiormente, a sonda será centralizada sobre o espaço intercostal. O músculo intercostal externo pode ser visto revestindo a pleura; o nervo e os vasos não são vistos com facilidade. Uma agulha de bisel curto de 50 mm é, então, inserida fora do plano até que a distorção do tecido seja apreciada no músculo serrátil anterior recobrindo as costelas ou o músculo intercostal externo. Neste ponto, é essencial hidrosseccionar com pequenos bolos (p. ex., 0,5 mL) de injetado na membrana intercostal interna. A passagem através da membrana pode não ser apreciada pelo tato, mas o bolo subsequente será visto "empurrando" a pleura para baixo quando o injetado preenche o espaço em que se localiza o nervo e os vasos. Antes de cada bolo, deve ser realizada a aspiração de sangue e/ou ar.

Depois de 3-5 mL serem depositados, a agulha é retirada, a sonda é deslizada até o próximo nível desejado, e o processo é repetido. Um anestésico local de ação prolongada como a ropivacaína, bupivacaína ou levobupivacaína 0,1-0,25% é a opção ideal. Altas concentrações são desnecessárias e podem levar à toxicidade sistemática em decorrência das altas taxas de absorção nesta área.

A paciente se sente melhor imediatamente e é transferida para a UCI de trauma. Seis horas mais tarde, a enfermeira o chama para dizer que a dor voltou. Após examinar e falar com a paciente, você decide colocar um cateter paravertebral para o controle de longa duração da dor.

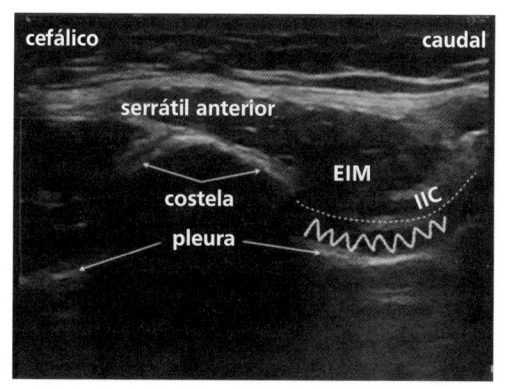

Figura 7.3 Sonoanatomia para bloqueios intercostais. A costela e a pleura são hiperecoicas e alternam-se como estruturas rasas e profundas respectivamente. O alvo para avanço da ponta da agulha é entre a membrana intercostal interna (IIC) e a pleura parietal, um espaço marcado com a linha contínua. EIM, músculo intercostal externo.

Quais são as considerações técnicas para a inserção de um cateter paravertebral?

O espaço paravertebral torácico é uma área em forma de cunha formada pela pleura parietal anterolateralmente, o corpo vertebral, disco invertebral e forame intervertebral medialmente e o ligamento costotransverso superior posteriormente. O espaço paravertebral torácico é contínuo com o espaço intercostal lateralmente e o espaço epidural medialmente. Além disso, com volume suficiente, a difusão ocorre longitudinalmente, tanto cranialmente quanto caudalmente.

A paciente é colocada na posição sentada ou em decúbito lateral. As pontas dos processos espinhosos correspondendo às costelas fraturadas devem ser riscadas na pele com um marcador, usando o ângulo da escápula (T7) e a vértebra proeminente (C7) como pontos de referência. O local de inserção da agulha é marcado na pele a 2,5 cm do aspecto superior do processo espinhoso correspondendo ao meio do nível de bloqueio desejado, T6 ou 7 nesta paciente (Figura 7.4).

Após a infiltração local, uma agulha Tuohy 17-GA é avançada perpendicularmente à pele. A atenção constante à profundidade da inserção da agulha e à orientação mediolateral da agulha é essencial para evitar complicações. O processo transverso deve ser contatado na profundidade de 2-4 cm. Caso não seja, é possível que a ponta da agulha esteja posicionada entre os processos transversos. Neste caso, um avanço maior pode resultar na inserção profunda inadvertida e possível punção da pleura. A agulha deve ser retirada e redirecionada superiormente ou inferiormente até que o contato ósseo seja feito nesta profundidade.

Depois que o processo transverso é contatado, a agulha é retirada até o nível da pele e redirecionada 10° inferiormente para "sair" do processo transverso a exatamente 1 cm (Figuras 7.5 e 7.6). Para assegurar a distância correta, depois que o processo transverso é contatado, a agulha deve ser recolocada a 1 cm da pele de modo que apenas uma inserção de 1 cm de profundidade possa ser feita antes que o contato da pele com os dedos impeça maior avanço.

O estilete é, então, removido, e a aspiração é realizada para descartar a colocação intravascular ou intratorácica da ponta da agulha. Uma seringa contendo anestésico local é anexada, e 8-10 mL são injetados lentamente (a injeção forte pode resultar em difusão bilateral). O cateter pode, então, ser inserido delicadamente até não mais de 3 cm depois da ponta da agulha. A agulha é retirada, e o cateter é preso à pele. Mais 8-10 mL são administrados via cateter, o que deve resultar em bloqueio de quatro a cinco dermatomas.

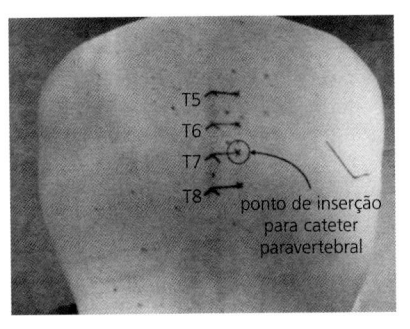

Figura 7.4 Pontos de referência para bloqueio paravertebral. Os processos espinhosos para os níveis desejados são identificados e os pontos marcados a 2,5 cm lateral ao seu aspecto superior. Injeções únicas podem ser feitas em todos os níveis para proporcionar alívio temporário. Para uma técnica de cateter contínuo, o cateter deve ser colocado no nível do ponto médio (T7 neste caso).

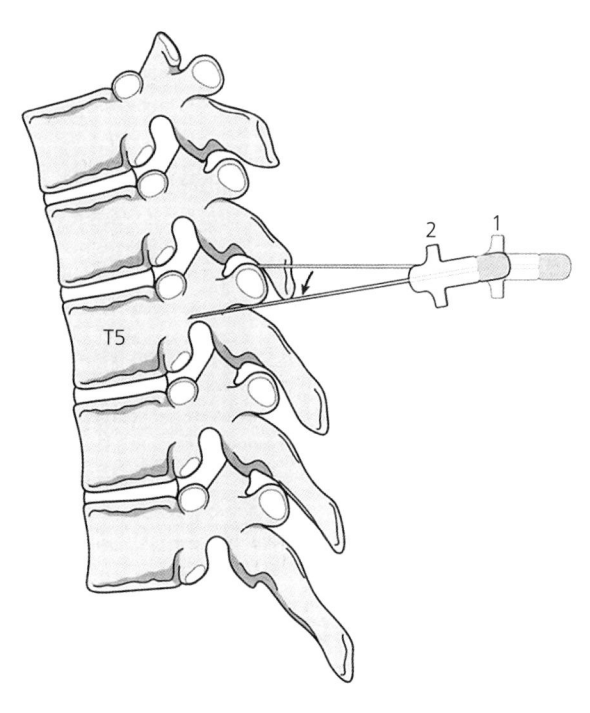

Figura 7.5 Sequência de colocação da agulha para bloqueio paravertebral. Passo 1: a ponta da agulha contata o processo transverso. Passo 2: a agulha é retirada, redirecionada 10° inferiormente e avançada 1 cm para se posicionar além do processo transverso.

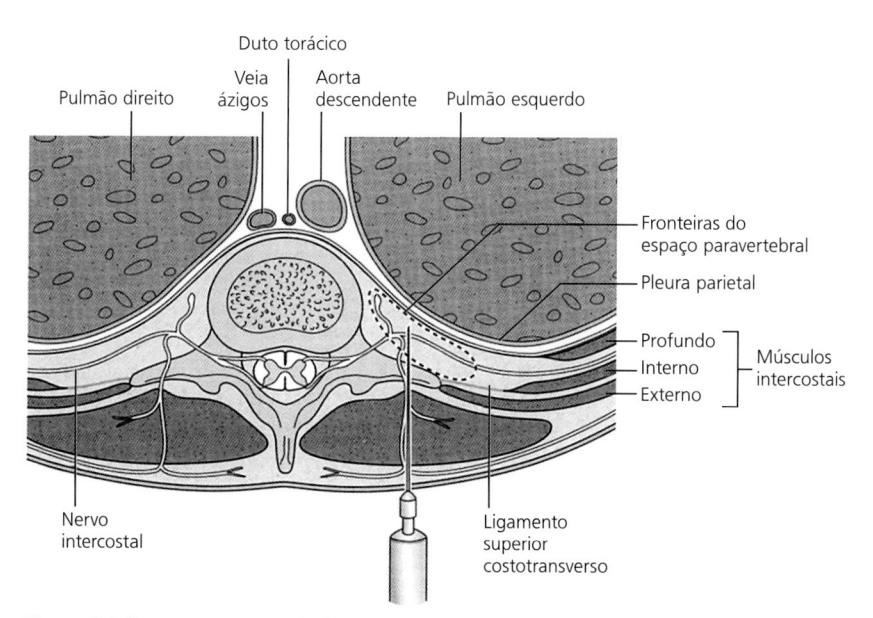

Figura 7.6 O espaço paravertebral (linha pontilhada) e as estruturas relacionadas. A ponta da agulha está a aproximadamente 1 cm da superfície posterior do processo transverso.

Um anestésico local de ação prolongada como a ropivacaína, bupivacaína ou levobupivacaína 0,1-0,25% é a opção ideal para esta indicação. O anestésico local é infundido a 10 mL/h ou 6 mL/h quando é planejada uma dose regional controlada pelo paciente (4 mL a cada 30 minutos).

Duas horas mais tarde, a enfermeira da ICU chama você com urgência, dizendo que a paciente desenvolveu taquicardia sinusal (HR 115-120 bpm), hipotensão (SBP 80 mmHg) e está desorientada.

Qual é o seu diagnóstico diferencial?

Considerando o cenário, o diferencial deve incluir pneumotórax de tensão, lesão/tamponamento cardíaco brusco e LAST como os eventos principais a serem excluídos. Outras possibilidades a serem excluídas rapidamente incluem isquemia miocárdica, anafilaxia, embolia pulmonar e administração inadvertida de droga.

Você instrui a enfermeira a abrir completamente o IV e chamar assistência. Quando você chega, a paciente começa a ter uma convulsão tônico-clônica. Você agora suspeita fortemente de LAST como problema.

Como se apresenta a toxicidade sistêmica por anestesia local?

A descrição "clássica" envolve sintomas neurológicos sutis progredindo até convulsões, perda da consciência, seguida de manifestações cardiovasculares. No entanto, muitos casos apresentam, inicialmente, sinais cardiovasculares (11%) ou uma combinação de sintomas neurológicos e sinais cardiovasculares (44%).

1. Sintomas neurológicos:
   - Convulsão (68%).
   - Agitação (11%).
   - Perda da consciência (7%).
   - Disartria, dormência perioral, tinido, tontura, disforia (18%).
2. Sinais cardiovasculares:
   - Bradicardia/assístole (27%).
   - Hipotensão (18%).
   - Taquicardia (16%).
   - VF/VT (13%).
   - Aumento do complexo QRS (12%).
   - Alterações no segmento TS, dor no peito, dispneia, hipertensão (9%).
   - Ectopia ventricular (5%).

Como é tratada a toxicidade sistêmica por anestesia local?

1. Interromper a injeção de anestésico local.
2. Chamar ajuda.
3. Assegurar a oxigenação e ventilação adequadas:
   - Ventilação com máscara ± intubação endotraqueal.
   - Essencial na prevenção de hipóxia e acidose, ambas as quais potencializam a toxicidade do anestésico local.

4. Parar as convulsões:
   - Benzodiazepinas são o tratamento de primeira linha, p. ex., midazolam 2-4 mg.
   - Pequenas doses de propofol (20-40 mg) são aceitáveis.
5. Suporte circulatório:
   - Cristaloide IV.
   - Ressuscitação cardiopulmonar/suporte cardíaco vital avançado (CPR/ACLS) se hipotensão grave/sem pulso.
   - A terapia vasopressora é controversa, baseada em inúmeros estudos experimentais. Se ocorre parada cardíaca, epinefrina deve ser usada em pequenas doses (10-100 mcg).
   - Não usar vasopressina, bloqueadores de canais de cálcio, β-bloqueadores ou lidocaína no tratamento de parada/arritmias cardíacas.
   - Amiodarona é o antiarrítmico de escolha.
6. Terapia de emulsão lipídica:
   - Considerar a administração ao primeiro sinal de toxicidade (mesmo sintomas leves).
   - Regime de dosagem:
     - 1,5 mL/kg de 20% bolo de emulsão lipídica (aproximadamente 100 mL para a maioria dos adultos).
     - Infusão de 0,25 mL/kg/min, continuada por pelo menos 10 minutos após o retorno da estabilidade circulatória.
     - Se necessário, novamente bolo e aumentar dose de infusão para 0,5 mL/kg/min.
     - Dose máxima = 10 mL/kg durante os primeiros 30 minutos.
   - Propofol não é indicado. Embora ele tenha um lipídio como componente, a quantidade necessária para alcançar um efeito causaria depressão circulatória profunda.
7. Considerar a instituição de circulação extracorpórea (se disponível) e ressuscitação se não responsivo às medidas acima.

Leitura adicional

Cohn, S. M., Dubose, J. J. (2010). Pulmonary contusion: an update on recent advances in clinical management. *World Journal of Surgery*, 34, 1959-70.

de Moya, M. A., Manolakaki, D., Chang, Y. *et al.* (2011). Blunt pulmonary contusion: admission computed tomography scan predicts mechanical ventilation. *The Journal of Trauma*, 71, 1543-7.

Di Gregorioof published cases, 1979 to 2009. *Regional Anesthesia and Pain Medicine*, 35, 181-7.

Dravid, R. M., Paul, R. E. (2007). Interpleural block – part 1. *Anaesthesia*, 62, 1039-49.

Horlocker, T. T., Wedel, D. J., Rowlingson, J. C. *et al.* (2010). Regional anesthesia in the patient receiving antithrombotic or thrombolytic therapy: American Society of Regional Anesthesia and Pain Medicine Evidence-Based Guidelines. 3rd edn. *Regional Anesthesia and Pain Medicine*, 35, 64-101.

Livingston, D. H., Shogan, B., John, P., Lavery, R. F. (2008). CT diagnosis of rib fractures and the prediction of acute respiratory failure. *The Journal of Trauma*, 64, 905-11.

Mohta, M., Verma, P., Saxena, A. K. *et al.* (2009). Prospective, randomized comparison of continuous thoracic epidural and thoracic paravertebral infusion in patients with unilateral multiple fractured ribs – a pilot study. *The Journal of Trauma*, 66, 1096-101.

Shanti, C. M., Carlin, A. M., Tyburski, J. G. (2001). Incidence of pneumothorax from intercostal nerve block for analgesia in rib fractures. *The Journal of Trauma*, 51, 536-9.

Sharma, O. P., Oswanski, M. F., Jolly, S. *et al.* (2008). Perils of rib fractures. *The American Surgeon*, 74, 310-14.

Capítulo 8

Anestesia regional, trauma e síndrome complexa de dor regional

Aspectos principais do caso
1. Considerações geriátricas para o trauma.
2. Considerações para bloqueio do plexo braquial dos membros superiores e doença pulmonar obstrutiva crônica (COPD).
3. Prevenção da progressão de dor aguda na síndrome de dor complexa regional (CRPS).

Apresentação do caso
Uma mulher de 76 anos se apresenta ao hospital após sofrer uma queda em uma calçada congelada. Ela conseguiu amortecer a queda com o braço esticado e agora está queixando-se de dor no pulso direito; o exame e a radiografia revelam uma fratura desviada no rádio distal. Não existem outras lesões além de uma contusão no tecido mole das extremidades inferiores. Ela tem uma história de 60 anos de tabagismo e toma esteroides inalatórios e beta-agonistas para enfisema, devido ao qual tem baixas hospitalares 1 ou 2 vezes por ano em decorrência de exacerbações agudas. Sua respiração está bem hoje, e ela não teve crises recentes. O cirurgião ortopédico planeja realizar uma redução aberta e fixação interna da sua fratura ainda hoje.

Discussão do caso

Qual a diferença na natureza do trauma geriátrico?

O paciente idoso (comumente definido como acima de 65 anos) apresenta um desafio peculiar aos prestadores de atendimento em trauma em virtude do decréscimo relativo à idade na reserva fisiológica e ao aumento nas comorbidades. A idade crescente está associada à mortalidade aumentada, independente do escore de gravidade da lesão (ISS) ou GCS, e o trauma representa a sétima causa principal de morte em adultos geriátricos nos Estados Unidos é a quinta causa principal de morte entre os canadenses idosos.

A epidemiologia do trauma nesta população é diferente dos adultos mais moços, com as quedas representando a grande maioria das lesões (40-72%). Os acidentes com veículos automotores, a causa número um de trauma em adultos mais moços, ainda compõem uma grande parte (aproximadamente 25%) dos mecanismos de lesão. As queimaduras também são mais frequentes nesta coorte, talvez em virtude dos prejuízos na audição ou na visão ou o maior tempo de reação. A mortalidade ocorre, com mais frequência, posteriormente no hospital entre os adultos mais velhos (*versus* pré-hospital para adultos mais moços) em virtude da característica de mais baixa energia do trauma geriátrico em geral.

As lesões comuns incluem fraturas da coluna, esterno, vértebras, coxa e antebraço distal, em virtude de uma alta prevalência de osteoporose.

Tabela 8.1 Considerações durante a pesquisa primária do trauma geriátrico

Elemento de pesquisa primária	Considerações
Vias aéreas	Dentição pode ser pobre ou artificial
	Artrite no pescoço e articulação temporomandibular (especialmente artrite reumatoide) pode ser um desafio para a intubação
	Reduzir dose de sedativo/hipnótico para intubação em virtude da ↓ reserva cardiovascular
Respiração	Oxigenação é essencial; não recusar O_2 para pacientes com COPD
	Parede torácica é menos elástica → taxa mais alta de fraturas de costela, contusão pulmonar e lesão miocárdica fechada
Circulação	Hipertensão preexistente pode mascarar hipovolemia em face de pressão sanguínea "normal"
	Responsividade a catecolaminas e reflexos autonômicos são escassos → podem não desenvolver taquicardia
	Pode estar com betabloqueadores, o que pode mascarar respostas cardiovasculares
Deficiência	Tendência à confusão → dificuldade na interpretação de GCS
	Osteoporose vertebral e estenose espinal → risco aumentado para lesão na coluna
Exposição e ambiente	Pele fina aumenta o risco de hipotermia

Que considerações especiais devem ser levadas em conta na pesquisa primária?

Embora a avaliação inicial da lesão e a ressuscitação do paciente geriátrico sejam essencialmente as mesmas que para jovens adultos, é importante ter em mente algumas das diferenças anatômicas e fisiológicas que podem impactar o manejo (Tabela 8.1).

Quais são as opções de analgesia para o rádio quebrado da paciente?

A analgesia sistêmica com opioides é uma opção, mas tem o aspecto negativo da depressão respiratória em uma paciente que já está em alto risco em virtude do comprometimento pulmonar. Além disso, os opioides tendem a piorar o delírio em adultos idosos. Os NSAIDs são bons analgésicos, mas deve haver uma discussão com a equipe ortopédica referente ao risco de inibição dos osteoblastos.

As opções analgésicas regionais incluem o bloqueio do plexo braquial e bloqueios distais seletivos do antebraço (ver Capítulo 12). As vantagens do bloqueio do plexo braquial incluem um rápido início da analgesia densa e completa do punho e a evitação de medicações sistêmicas que possam alterar o sensório ou impactar o sistema respiratório (p. ex., opioides). O bloqueio do plexo braquial é, geralmente, bem tolerado, mas deve ser considerado no caso desta paciente quanto ao efeito do bloqueio na função pulmonar causado por um bloqueio inadvertido do nervo frênico.

Até que ponto o bloqueio do plexo braquial resulta em bloqueio do nervo frênico? A incidência de bloqueio do nervo frênico parece estar relacionada com a localização do bloqueio e a dose de anestésico local. Estudos iniciais demonstraram que 100% dos pacientes que recebem um bloqueio interescaleno (ISB) desenvolveram paralisia hemidiafragmática, embora o volume de anestésico local fosse relativamente alto (até 52 mL). Estudos mais recentes do ISB com doses reduzidas apresentaram uma redução neste efeito colateral. Um ISB guiado por ultrassom realizado com o uso de 5 mL de ropivacaína leva a uma incidência de bloqueio frênico de 33-50% comparado com 60% com 10 mL e 100% com 20 mL; o efeito analgésico com qualquer uma destas doses parece ser similar.

Quanto mais distal é realizado o bloqueio no plexo braquial, menor a probabilidade de bloqueio do nervo frênico. O bloqueio supraclavicular ainda acarreta uma incidência de 0-60%, enquanto que a abordagem axilar está livre deste efeito colateral. Acredita-se que a abordagem infraclavicular em grande parte não tem impacto sobre o nervo frênico, embora existam relatos esparsos de casos em que isto ocorre, talvez relacionados com variantes anatômicas ou a grandes doses usadas.

Que impacto tem a paralisia hemidiafragmática na função pulmonar?

No paciente saudável, a paralisia hemidiafragmática leva a 25-30% de redução da capacidade vital forçada (FVC) e do volume expiratório forçado no primeiro segundo (FEV_1). Estas reduções no fluxo são tipicamente bem toleradas em pacientes saudáveis e naqueles com doença obstrutiva das vias aéreas como asma, enfisema e bronquite crônica. Os pacientes, ocasionalmente, relatam dispneia após ISB com o resultante bloqueio do nervo frênico, mas isto é facilmente tratado, na maioria dos casos, com tranquilização e uma explicação de que este é um efeito colateral frequente que desaparecerá quando o bloqueio passar.

Deve ser dada muita atenção quando é feito o planejamento do bloqueio do plexo braquial em pacientes com doença pulmonar grave. Conforme dito acima, os pacientes com doença obstrutiva se saem bem de uma maneira geral, especialmente pacientes enfisematosos em quem o hemidiafragma já está quase maximamente retificado. Os pacientes que são dependentes da excursão diafragmática intacta (p. ex., aqueles com espondilite anquilosante, doença neuromuscular ou algumas doenças pulmonares restritivas) serão afetados mais adversamente pela paralisia do nervo frênico. Neste grupo, uma abordagem distal (como a infraclavicular ou axilar) deve ser considerada.

Quais são as vantagens e desvantagens de colocar um cateter contínuo no plexo braquial nesta paciente?

As vantagens de uma técnica contínua incluem a capacidade de proporcionar analgesia prolongada durante todas as fases do seu tratamento e recuperação. O benefício principal é uma redução substancial na necessidade de analgesia opioide e os seus efeitos colaterais, a saber, depressão respiratória, constipação, delírio e disforia.

Uma desvantagem de um bloqueio contínuo é a dificuldade potencial na avaliação neurológica do punho e da mão, embora isto possa ser superado pela interrupção da infusão, possibilitando a recuperação sensitiva e motora, seguida pelo reinício do bloqueio posteriormente. Uma abordagem proximal, como interescalênico ou supraclavicular, é, provavelmente, melhor evitada nesta paciente, pois o bloqueio contínuo do nervo frênico pode resultar em atelectasia, hipoxemia e insuficiência respiratória, que podem ser evitados com uma abordagem mais distal.

Você decide colocar um cateter axilar guiado por ultrassom. Quais são as considerações técnicas para esta técnica?

Os cateteres axilares podem ser complicados por diversos motivos. Primeiro, as estruturas neurovasculares são bastante superficiais e é fácil puncionar uma veia com uma agulha grande de inserção de cateter, especialmente porque apenas uma pequena quantidade de pressão aplicada à pele pela sonda do ultrassom tende a deixar em colapso as veias na imagem sonográfica. Segundo, a pele é muito móvel aqui, e segurar o cateter de modo que ele não seja deslocado é um desafio.

O braço da paciente deve ser abduzido suavemente até 90°, e a área axilar, totalmente desinfetada. O transdutor do ultrassom é colocado no braço em posição distal à inserção do músculo maior peitoral (Figura 8.1). O primeiro ponto de referência é a artéria axilar, a qual, com o auxílio da função do Doppler colorido, deve ser prontamente aparente (Figura 8.2). É útil liberar gentilmente a pressão no transdutor para revelar as veias que possam ter entrado em colapso.

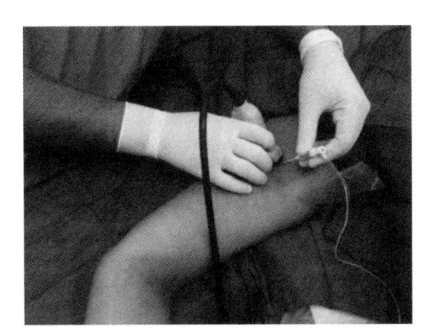

Figura 8.1 Transdutor e posição da agulha para bloqueio do plexo braquial axilar guiado por ultrassom.

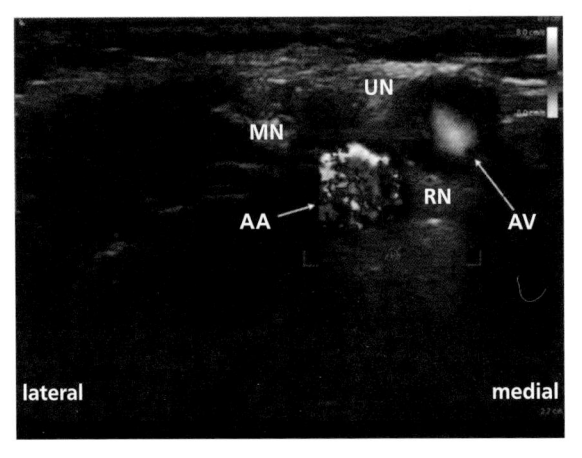

Figura 8.2 Sonoanatomia da axila destacando as estruturas vasculares. A artéria axilar (AA) e a veia axilar (AV) são facilmente identificadas com o uso de Doppler colorido. MN, Nervo mediano; RN, nervo radial; UN, nervo ulnar.

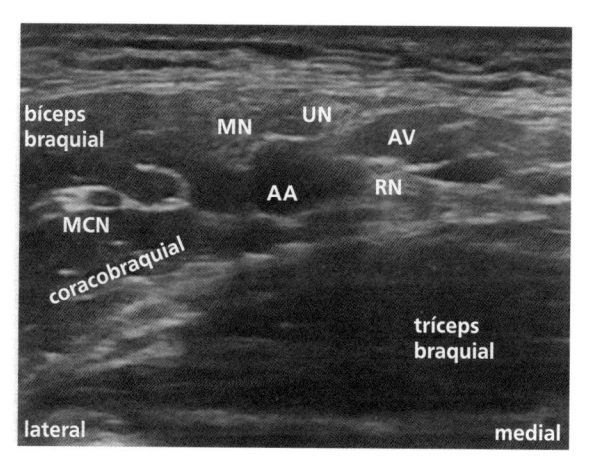

Figura 8.3 Sonoanatomia da axila. AA, artéria axilar; AV, veia axilar; MCN, nervo musculocutâneo; MN, nervo mediano; RN, nervo radial; UN, nervo ulnar.

Os nervos medianos, ulnar e radial estão agrupados em torno da artéria axilar, frequentemente às 11, 2 e 5 horas, respectivamente (Figura 8.3). Contudo, com uma técnica com cateter é, em última análise, menos importante ver cada nervo individual do que colocar a ponta do cateter e, portanto, o anestésico local, adjacente à artéria.

A agulha pode ser inserida em plano pelo aspecto lateral (superior) ou fora do plano. Esta decisão é, ocasionalmente, tomada baseada em onde as veias se encontram com relação ao caminho projetado para a agulha. No entanto, uma vantagem da abordagem em plano é que o cateter pode ser tunelizado subcutaneamente por vários centímetros antes de chegar ao alvo. A agulha é avançada gentilmente até que a ponta é visualizada imediatamente adjacente à artéria (em nossa instituição, geralmente tentamos colocar a ponta a cerca de 6-7 horas). Depois da aspiração negativa, 2-3 mL de anestésico local são injetados para assegurar a localização apropriada. O cateter é, então, avançado lentamente, *mas não mais do que 2-3 cm além da ponta da agulha*. Uma inserção maior apenas aumenta o risco de má posição, falha no bloqueio e na colocação do cateter intravascular. Depois que a agulha é retirada, o cateter é aspirado novamente, e mais 2-3 mL de anestésico local é injetado enquanto é observada a difusão apropriada. Frequentemente, o cateter tem que ser retirado 1-1,5 cm. Uma vez na posição correta (p. ex., adjacente à artéria), o anestésico local adicional pode ser administrado até um total de 15-20 mL.

Para anestesia cirúrgica, frequentemente optamos por um anestésico local como a mepivacaína 1,5% ou lidocaína 2% para proporcionar anestesia rápida e densa. Pós-operatoriamente, a paciente deve receber uma infusão contínua de uma baixa concentração de anestésico local (p. ex., ropivacaína 0,2%), 5-8 mL/h, com a opção de uma dose de *bolus* de 5 mL a cada 30-60 minutos.

A firmeza do cateter é um desafio na axila em virtude da lassidão da pele no movimento do braço. Por esta razão, o seguinte método é recomendado para segurar os cateteres axilares.

1. Secar a área cuidadosamente com gaze (não arrancar o cateter!).
2. Se a abordagem fora do plano foi usada, é útil tunelizar o cateter subcutaneamente em uma direção superolateral. Inserir a agulha do cateter de Tuohy sob a pele, iniciando em um ponto sobre o músculo deltoide anterior e emergir imediatamente adjacente ao cate-

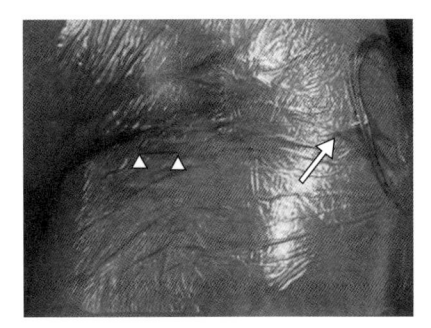

Figura 8.4 Técnica para segurar o cateter para bloqueios axilares contínuos. A porção inicial do cateter emergindo da pele *(pontas de seta)* é tunelizado sob a pele por vários centímetros, emergindo sobre o músculo deltoide anterior *(seta)*, onde ele pode ser enrolado e preso no local em uma tentativa de reduzir o risco de deslocamento.

ter. Inserir a extremidade livre do cateter através da agulha de um modo retrógrado; depois que ela emerge no cubo, alimentar o restante do cateter e depois remover a agulha cuidadosamente. Puxar o cateter restante de modo que fique uma pequena "ponte" sobre a pele (Figura 8.4).
3. Aplicar Dermabond em toda a pele/locais do cateter e esperar que polimerize (60 s).
4. Aplicar curativos transparentes estéreis (p. ex., Tegaderm™).

Qual é a incidência de CRPS após fraturas do antebraço distal?

As fraturas do punho são, particularmente, propensas ao desenvolvimento de CRPS. Até 25-30% das fraturas de Colle possuem algum elemento de CRPS em 1 semana após a lesão, incluindo sensibilidade nos dedos, inchaço, rigidez dos dedos e instabilidade vasomotora. A gravidade pode variar de muito leve até incapacitante e pode durar décadas. Cada esforço possível deve ser empenhado para reduzir a probabilidade de que se desenvolva este resultado adverso.

Que intervenções podem ser empregadas para reduzir o risco de desenvolvimento de CRPS?

Esta é uma área controvertida, e é escassa a literatura que apoia muitas das intervenções que foram tentadas para reduzir esta complicação (p. ex., manitol, calcitonina, corticosteroides, gabapentinoides). Os bloqueios anestésicos regionais têm a vantagem teórica de interromper o fluxo simpático eferente até a extremidade, o que foi implicado em CRPS tipo I. Existem relatos de pacientes com um histórico anterior de CRPS que, posteriormente, tiveram a sua doença "despertada" após anestesia geral isolada, sugerindo que os arcos reflexos simpáticos desimpedidos são, pelo menos, parcialmente responsáveis por esta síndrome de dor mediada simpaticamente. Outros relataram casos de cirurgias ortopédicas seriais em pacientes com um histórico de CRPS; após a anestesia geral, a distrofia retornou, mas depois do bloqueio nervoso periférico ou anestesia regional intravenosa, a doença permaneceu adormecida. Isto apoia a ideia de que a simpatectomia ajuda a prevenir CRPS após a cirurgia. No entanto, embora esta seja uma teoria atraente, faltam estudos randomizados controlados em grande escala.

Se um bloqueio vai ser realizado, a lógica dita que o paciente obtenha o máximo de benefícios em termos de redução do risco com uma técnica contínua. Se é usado um bloqueio com uma única injeção, o benefício só é conferido no período de duração do bloqueio, e, 12-24 horas depois, a descarga dos impulsos simpáticos iniciará novamente.

A única intervenção que de uma forma randomizada controlada demonstrou reduzir a incidência de CRPS após cirurgia do punho ou tornozelo é a vitamina C. Uma dose de 500-1.000 mg PO diariamente durante 45-50 dias demonstrou reduzir o risco significativamente, de aproximadamente 10 para 2%.

Leitura adicional

Besse, J.-L., Gadeyne, S., Galand-Desmé, S., Lerat, J.-L., Moyen, B. (2009). Effect of vitamin C on prevention of complex regional pain syndrome type I in foot and ankle surgery. *Foot and Ankle Surgery: Official Journal of the European Society of Foot and Ankle Surgeons*, **15**, 179-82.

da Costa, V. V., de Oliveira, S. B., Fernandes, M. do C. B., Saraiva, R. A. (2011). Incidence of regional pain syndrome after carpal tunnel release. Is there a correlation with the anesthetic technique? *Revista Brasileira De Anestesiologia*, **61**, 425-33.

Jenson, M. G., Sorensen, R. F. (2006). Early use of regional and local anesthesia in a combat environment may prevent the development of complex regional pain syndrome in wounded combatants. *Military Medicine*, **171**, 396-8.

Lee, J.-H., Cho, S.-H., Kim, S.-H. *et al.* (2011). Ropivacaine for ultrasound-guided interscalene block: 5 mL provides similar analgesia but less phrenic nerve paralysis than 10 mL. *Canadian Journal of Anaesthesia*, **58**, 1001-6.

Lewis, M. C., Abouelenin, K., Paniagua, M. (2007). Geriatric trauma: special considerations in the anesthetic management of the injured elderly patient. *Anesthesiology Clinics*, **25**, 75-90.

Riazi, S., Carmichael, N., Awad, I., Holtby, R. M., McCartney, C. J. L. (2008). Effect of local anaesthetic volume (20 vs 5 mL) on the efficacy and respiratory consequences of ultrasound-guided interscalene brachial plexus block. *British Journal of Anaesthesia*, **101**, 549-56.

Rocco, A. G. (1993). Sympathetically maintained pain may be rekindled by surgery under general anesthesia. *Anesthesiology*, **79**, 865.

Viel, E. J., Pelissier, J., Eledjam, J. J. (1994). Sympathetically maintained pain after surgery may be prevented by regional anaesthesia. *Anesthesiology*, **81**, 265-6.

Zollinger, P. E., Tuinebreijer, W. E., Breederveld, R. S., Kreis, R. W. (2007). Can vitamin C prevent complex regional pain syndrome in patients with wrist fractures? A randomized, controlled, multicenter dose-response study. *The Journal of Bone and Joint Surgery. American Volume*, **89**, 1424-31.

Capítulo 9

Anestesia regional e atendimento em combate

Aspectos principais do caso
1. Considerações peculiares ao trauma militar.
2. Papel da analgesia regional no manejo inicial da dor e facilitação do transporte aéreo até instalações de atendimento avançado.

Apresentação do caso
Um cabo do exército de 20 anos servindo no Afeganistão está viajando por uma estrada remota em um veículo blindado como parte de um comboio quando um dispositivo explosivo improvisado (IED) detona perto dele, virando o veículo. Ele está vestindo um traje à prova de balas e capacete, mas cai inconsciente com a explosão. Ele acorda minutos depois na estrada, enquanto está sendo atendido por outro soldado. Suas lesões incluem uma amputação completa da perna esquerda na parte medial da tíbia e o esmagamento grave da mão esquerda. Ele está com dificuldade para respirar e recebe morfina IV enquanto é carregado em uma ambulância para transferência para uma instalação de nível II.

Discussão do caso

Quais são as diferenças gerais entre o manejo do trauma militar *versus* civil?

Embora muitos aspectos específicos do manejo de soldados e civis feridos sejam diferentes, o manejo do paciente com sangramento não deve variar. A maior parte dos avanços no tratamento do trauma civil pelo mundo surge como o resultado da experiência em tempos de guerra. Por exemplo, o conceito de ressuscitação no controle de danos e o uso inicial de plasma e células vermelhas sanguíneas embaladas para ressuscitação no lugar de cristaloide que é usado hoje foi amplamente desenvolvido por médicos militares. Algumas diferenças incluem:

- A ocorrência frequente de grandes números de pacientes que se apresentam ao mesmo tempo para atendimento de emergência.
- A necessidade de realizar o atendimento em condições austeras e frequentemente hostis ("sob ataque").
- Uma falta relativa de prestadores em comparação com a prática civil.
- Uma falta relativa de recursos avançados ou escassos (p. ex., aparelhos para CT, salas de cirurgia, sangue).
- Os meios pelos quais os pacientes são transferidos até o próximo nível de atendimento (i. e., ambulância) podem não estar disponíveis.

Por estas razões, o conceito de triagem é extremamente importante em medicina militar: trata-se do uso criterioso de recursos limitados para ajudar o maior número de pacientes.

Tabela 9.1 Achados típicos resultantes de lesões primárias por explosão

Lesão	Achados
Contusão pulmonar	Estalos
	↓ Ruídos respiratórios, sem maciço à percussão
	Dispneia, hipoxemia
	Hemoptise
	Dor torácica
Laceração pulmonar/pneumotórax/hemotórax	Hiper-ressonância, ↓ ruídos respiratórios
	Enfisema subcutâneo
	Hemoptise
	Hipotensão
	Hipoxemia
Trato gastrointestinal	Edema, hemorragia, ruptura
	Ruídos intestinais ausentes
	Dor abdominal
	Sangue vermelho brilhante pelo reto
	Náusea/vômitos
Sistema auditivo	Ruptura da membrana timpânica
	Perda de audição neurossensorial ou condutiva

Qual é o padrão do trauma com lesão por explosão?

Desde a Segunda Guerra Mundial, tem havido um decréscimo relativo nas lesões das extremidades inferiores e torso e um aumento nas lesões na cabeça, pescoço e extremidades superiores. Isto está relacionado com dois fatores: melhoria no *design* dos trajes à prova de balas e o aumento no uso de IEDs. Lesão primária por explosão se refere à lesão no tecido que resulta da onda de pressão gerada que pode atingir até 2.100 kph (1.300 mph). Os órgãos que são principalmente afetados são aqueles que contêm interfaces de tecido/gás, como os órgãos pulmonar, gastrointestinal e auditivo (Tabela 9.1). Com frequência, existe uma ausência de lesões externas associadas à lesão primária por explosão, o que as transforma em lesões potencialmente letais fáceis de serem desconsideradas e por isso uma avaliação minuciosa para exclusão e tratamento é indicada.

Em contraste, as lesões secundárias por explosão são causadas por objetos como estilhaços da explosão que atingem ou penetram no corpo. Muitos IEDs são desenhados para gerar estilhaços (p. ex., *nail bombs*). Lesão terciária por explosão se refere ao corpo sendo lançado contra objetos fixos, como prédios, e estas lesões são tipicamente caracterizadas por fraturas graves. Outras lesões que são comuns em consequência de explosões são queimaduras, amputações e esmagamentos.

Como é organizado o apoio médico durante o confronto militar?

Outra tendência em medicina militar que levou à melhoria dos resultados durante as últimas décadas foi a ênfase na melhoria do atendimento avançado e a garantia da evacuação oportuna das vítimas em uma cadeia de atendimento contínuo.

Capítulo 9: Anestesia regional e atendimento em combate

Os Estados Unidos e o Reino Unido são exemplos de nações que oferecem suporte médico hierarquizado às suas tropas, iniciando pela localização geográfica em que ocorre a lesão, avançando para níveis cada vez mais sofisticados até chegar aos hospitais para atendimento definitivo no país de origem após a repatriação (Figura 9.1).

No campo de batalha (nível I), os soldados recebem atendimento inicial dos médicos ou os "primeiros socorros de companheiros" feitos por outros soldados. Em geral, o pessoal militar é treinado no uso de torniquetes com uma mão e em curativos básicos. Depois dos primeiros socorros, as vítimas são transferidas para um ambulatório próximo do batalhão, onde são triadas por um médico ou assistente do médico quanto à necessidade de maior evacuação. Os que têm esta necessidade são transferidos em ambulância por terra ou por helicóptero até uma instalação de nível II, frequentemente localizada em uma base de operações avançada (estas são tipicamente compostas de médicos e enfermeiros de emergência), antes de serem triados e transferidos para uma instalação de nível III, que é um hospital em uma base de operações principal. Estas instalações têm a capacidade de oferecer recuperação ortopédica e neurocirúrgica avançada e atendimento crítico antes que o paciente seja enviado em aeronave de asa fixa para fora do teatro de operações até um hospital no país de origem (nível IV), onde ele poderá receber atendimento cirúrgico definitivo e reabilitação. As forças armadas americanas têm uma parada intermediária em Landstuhl, Alemanha, onde um hospital com serviços integrais está disponível na sua base. O atendimento aos soldados americanos nos hospitais dentro dos Estados Unidos pode, portanto, ser considerado de nível V.

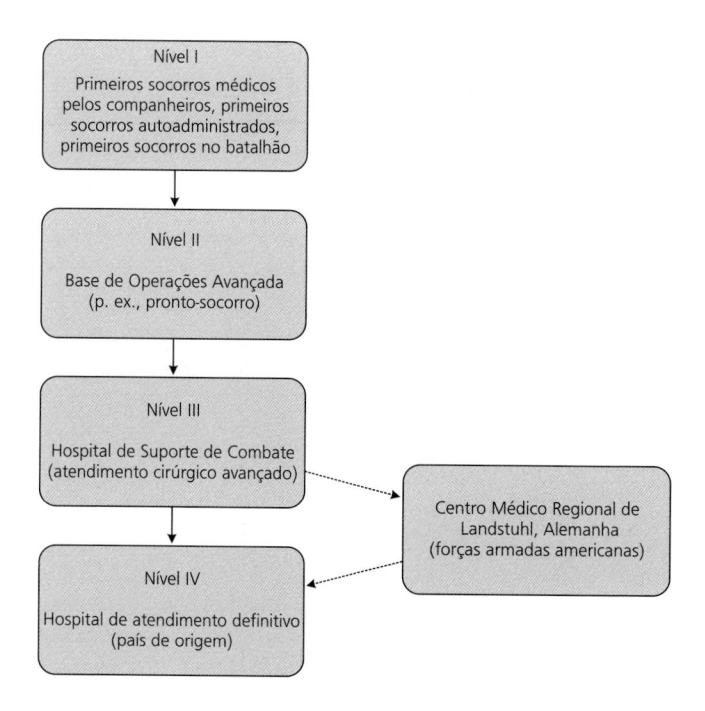

Figura 9.1 Níveis de suporte médico durante operações militares. Os níveis I-III estão no teatro de operações, enquanto o nível IV (ou V) está localizado na nação de origem (ou aliada).

As equipes cirúrgicas avançadas são pequenas (20 membros) equipes de cirurgiões, anestesistas e enfermeiros e especialistas em logística que podem ser acionadas rapidamente nas situações em que as vítimas podem não sobreviver a uma transferência para uma instalação de nível III. Elas têm capacidade de realizar cirurgias para controle de danos e de lesões traumáticas que ameaçam a vida antes de o paciente prosseguir na cadeia de instalações.

O paciente é triado, ressuscitado e estabilizado e finalmente transferido para instalações de nível III, onde é levado a uma sala de cirurgia para irrigação, desbridamento e possível salvamento de membro da sua mão. Sua GCS na chegada é 13 e recebeu 18 mg de morfina intravenosa desde a sua lesão. Ele está usando um colar cervical semirrígido. Seus sinais vitais são BP 108/78, HR 99, RR 22, SpO$_2$ 96% com máscara facial de O$_2$. Seu raios X de tórax mostra doença alveolar difusa do pulmão esquerdo e um dreno torácico bem posicionado à esquerda que foi colocado para um hemopneumotórax. Em outros aspectos, ele está saudável e sem alergias. O teste portátil próximo à cabeceira do paciente mostra que sua hemoglobina é 13 mg/dL.

Quais são as suas prioridades para o manejo anestésico deste paciente?

- Prevenir complicações relacionadas com sua lesão cerebral traumática: evitar hipoxemia, hipercarbia, fluidos hipotônicos; manter a pressão sanguínea sistólica > 90 mmHg.
- Prevenir maior piora do seu *status* respiratório em virtude da contusão pulmonar presumida. Evitar a intubação pulmonar e a ventilação mecânica pode prevenir pneumonia secundária e outras complicações associadas ao ventilador.
- Otimizar as chances de sucesso no salvamento do membro, prevenindo a vasoconstrição no braço esquerdo mediada simpaticamente.
- Se existir uma alternativa possível e segura, evitar o manejo das vias aéreas em um paciente com precauções na coluna cervical e um presumido estômago cheio.
- Proporcionar analgesia de qualidade e duradoura para duas lesões de extremidade severamente dolorosas que não entre em conflito com as prioridades acima.

O paciente é cooperativo e concorda com o seu plano de dois cateteres para bloqueio contínuo. Você coloca habilmente um cateter infraclavicular e um cateter poplíteo esquerdos e inicia a cirurgia sem intercorrências. Não é administrada sedação.

Quais são as vantagens específicas de usar técnicas regionais como anestésico primário neste contexto?

- **Liberdade:** em um ambiente que é relativamente pobre em recursos, evitar anestesia geral libera o anestesista para se voltar para outros problemas. Por exemplo, em uma situação com vítimas em massa, as suas habilidades podem ser mais bem aproveitadas ressuscitando ou anestesiando um segundo ou terceiro paciente enquanto o paciente original está vivendo uma experiência cirúrgica estável e sem dor.
- **Espaço:** o tempo reduzido de permanência associado à anestesia regional e, em particular, a técnicas de bloqueio do nervo periférico (PNB) permite que estes soldados rapidamente recebam alta do hospital de campo e sejam transferidos para o próximo nível de atendimento, criando, assim, mais leitos para a próxima rodada de vítimas.

- **Segurança:** comparada com os PNB, a anestesia geral no paciente com trauma recente está associada a uma incidência aumentada de hipotensão e hipotermia e a um risco aumentado de aspiração gástrica.

O procedimento cirúrgico inicial termina, e o paciente declara que não sente dor nas suas extremidades lesionadas. Na sala de recuperação, ele fica sabendo que será embarcado em um avião de transporte aeromédico para ser levado de volta para casa com o objetivo de receber atendimento definitivo e reabilitação.

Quais são os desafios na prestação de atendimento durante o transporte aereomédico?

- **Ambiente:** em média, os níveis de ruído ambiente dentro da cabine de um grande avião de transporte podem exceder 75 dB, e é obrigatória a proteção auricular para todos os cuidadores. Isto limita o valor dos alarmes auditivos, tons do oxímetro e outros indícios auditivos e coloca uma ênfase muito maior nos dados visuais. Entretanto, a iluminação pode ser mínima, fazendo com que as informações visuais normais, como cianose ou o caráter do fluido da drenagem, sejam menos úteis sem fontes portáteis de luz. Finalmente, a temperatura é com frequência baixa e são necessários aquecedores ativos para prevenir hipotermia.
- **Vibração:** durante a maioria das decolagens no teatro de operações, o piloto de um transporte de evacuação tentará subir até uma altitude de 8.000 pés o mais rápido possível, de modo a minimizar a ameaça de forças hostis. A manobra inversa é frequentemente realizada durante a aterrissagem. Isto sobrecarrega enormemente a estrutura da aeronave e os objetos e pessoas dentro dela. Os pacientes que estão confortáveis quando em repouso, com frequência, sentem muita dor em suas lesões enquanto estão sendo transportados.
- **Altitude:** voar em uma cabine pressurizada à altura de 8.000 pés durante 10 horas ou mais pode ter um efeito prejudicial sobre o bem-estar de um paciente, especialmente se ele tem o potencial para evolução gasosa, como um pneumotórax não tratado, pneumocéfalo ou ar dentro ou por trás do globo. Igualmente, o efeito das pressões baixas no tamanho e na tensão dentro do tubo endotraquial e balões de cateter urinário devem ser levados em conta. A hipoxemia geralmente não é um problema quando há oxigênio disponível, a menos que o paciente esteja gravemente hipoxêmico na linha de base.

Quais são as vantagens dos bloqueios de nervos periféricos no transporte aeromédico? Até a década passada, os soldados feridos eram tratados com opioide oral e IV ocasional para dor durante o transporte. No entanto, ao contrário da ICU civil, onde é dada atenção 1:1 em todos os momentos, e as intervenções são feitas sempre que necessário, os aspectos práticos do transporte militar ditam que existem muitos períodos de tempo em que o paciente não tem acesso à medicação IV ou PO. Por exemplo, a transferência do hospital para a ambulância, da ambulância para o avião e os intervalos durante a decolagem e aterrissagem que podem durar até 1 hora são todos períodos em que um paciente que depende somente de analgesia parenteral ou oral pode sofrer. Foi relatado que mais de 80% das vítimas americanas transportadas do Iraque para a Alemanha se queixavam de dor descontrolada definida em uma escala de classificação numérica > 5.

Além do mais, a dor associada ao próprio transporte aéreo pode ser insuportável, especialmente para lesões de amputação em que o coto está tocando a maca ou outra peça do equipamento a cada sacudida. A analgesia tardia proporcionada por opioides IV ou PO não PNBs é adequada para este tipo de dor.

Os PNBs contínuos tratam desta questão de forma simples e elegante. Dentre as vantagens, as principais são as seguintes:

- Baixo custo.
- Fáceis de administrar: as bombas elastoméricas podem durar vários dias e não requerem eletricidade ou qualquer outro equipamento associado.
- Capazes de visar às áreas dolorosas especificamente sem reduzir a sensibilidade sensorial.
- Livres de outros efeitos colaterais relacionados com opioides, como sedação, náusea e vômitos, constipação, prurido e imunossupressão.
- Tituláveis: se ocorre dor episódica com uma intensidade aumentada do estímulo doloroso (i. e., transporte em um chacoalhante Hercules C-130), a concentração do anestésico local pode ser aumentada.

Talvez mais marcante seja a capacidade de evitar a depressão respiratória e a sedação associadas aos opioides. Isto é, particularmente, verdadeiro em pacientes como este, em que a lesão cerebral traumática e a contusão pulmonar o colocam em risco de aumento na pressão intracraniana e desconforto respiratório com o uso de opioide. Sem os bloqueios nervosos contínuos existe uma probabilidade aumentada de que este paciente precise de intubação endotraqueal e ventilação mecânica durante o transporte.

Existem riscos na cateterização perineural de longo prazo?

O maior temor em deixar cateteres no local por mais de 48 horas é o risco aumentado de infecção, o que foi demonstrado no trauma civil e em procedimentos ortopédicos eletivos, com uma taxa de aproximadamente 0,1%. Um relator examinou 287 veteranos no Walter Reed Army Medical Center que haviam se submetido à colocação de cateter nervoso contínuo para um total de 1.700 dias com cateter. A taxa de infecção foi de 1,9%, mas foi superficial e resolvida com a remoção do cateter. O mesmo grupo comentou que mais de 50 cateteres foram colocados em *condições de campo de batalha* (i. e., esterilidade menos do que o ideal) e mantidos por 2-17 dias sem complicações infecciosas.

Por outro lado, uma série recente de casos do Brooke Army Medical Center no Texas relatou que, dos 300 cateteres colocados por um período de mais de 3 anos, seis resultaram em infecção (2%), porém metade destes estavam associados a abscessos profundos no tecido que precisaram de cirurgia. Os cateteres ficaram *in situ* por 4-11 dias antes que o diagnóstico fosse feito, levando os autores a revisar uma política institucional que agora limita a duração até somente 5 dias.

Obviamente, deve ser feita uma análise do risco-benefício para cada paciente. A vasta maioria (> 98%) destes jovens soldados saudáveis em outros aspectos parece não sofrer complicações infecciosas. Pode haver outros fatores de risco que predispõem a abscessos – no relato anterior do Brooke Army Medical Center, todos os pacientes que requeriam cirurgia foram instrumentados com cateteres estimulantes, enquanto que a colocação de cateteres não estimulantes foi associada somente à infecção cutânea superficial. Os autores especulam que a mola de metal no centro do cateter pode levar a micro-hematomas, um campo rico para o desenvolvimento de bactérias. Esta questão permanece sem resposta.

Leitura adicional

Buckenmaier, C. C., McKnight, G. M., Winkley, J. V. *et al.* (2005). Continuous peripheral nerve block for battlefield anesthesia and evacuation. *Regional Anesthesia and Pain Medicine,* **30**, 202-5.

Guzzi, L. M., Argyros, G. (1996). The management of blast injury. *European Journal of Emergency Medicine: Official Journal of the European Society for Emergency Medicine,* **3**, 252-5.

Hunter, J. G. (2010). Managing pain on the battlefield: an introduction to continuous peripheral nerve blocks. *Journal of the Royal Army Medical Corps,* **156**, 230-2.

Johannigman, J. A. (2008). Maintaining the continuum of en route care. *Critical Care Medicine,* **36**, S377-82.

Lai, T. T., Jaeger, L., Jones, B. L., Kaderbek, E. W., Malchow, R. J. (2011). Continuous peripheral nerve block catheter infections in combat-related injuries: a case report of five soldiers from Operation Enduring Freedom/Operation Iraqi Freedom: *Pain Medicine,* **12**, 1676-81.

Ling, G. S. F., Rhee, P., Ecklund, J. M. (2010). Surgical innovations arising from the Iraq and Afghanistan wars. *Annual Review of Medicine,* **61**, 457-68.

Stojadinovic, A., Auton, A., Peoples, G. E. *et al.* (2006). Responding to challenges in modern combat casualty care: innovative use of advanced regional anesthesia. *Pain Medicine,* **7**, 330-8.

Capítulo 10
Anestesia regional para trauma pediátrico

Aspectos principais do caso
1. Considerações peculiares ao trauma pediátrico.
2. Avaliação da dor em crianças.
3. Bloqueio do plexo braquial em crianças.

Apresentação do caso
Uma menina de 6 anos cai da bicicleta enquanto está andando na rua perto da sua casa. Ela é levada ao hospital por seus pais e apresenta queixas de dor no cotovelo direito e no quadrante superior direito do abdome. Ao ser questionado, a mãe lhe conta que a criança parou de repente após uma freada e, depois de bater no guidão, foi diretamente ao solo sobre o lado direito, amortecendo a queda com o braço flexionado. Ela não bateu com a cabeça, nem perdeu a consciência. O levantamento inicial não revela lesões que aparentemente ameacem a vida. Seus sinais vitais são HR 98 bpm, BP 95/47, RR 25 e temperatura de 36,8°C. O exame revela uma criança moderadamente angustiada com o cotovelo direito inchado e com hematoma; o exame neurovascular do antebraço e da mão é normal. Ela tem alguns arranhões mínimos no peito, e seu abdome está sensível à palpação no lado direito. Uma radiografia do cotovelo mostra uma fratura supracondiliana levemente deslocada. Ela é mandada para um exame de CT abdominal, o qual mostra um corte parenquimal de 3 cm no fígado com extravasamento de contraste IV. Não são observadas outras lesões abdominais.

Discussão do caso
Quais são as diferenças principais entre os trauma pediátrico e adulto?
Trauma é a causa principal de morte em crianças e jovens adultos. Muitos dos mecanismos comuns são os mesmos que em adultos mais velhos, como acidentes com veículo automotor e quedas, mas afogamento e morte com fogo e queimaduras são mais prevalentes em crianças do que em adultos. Infelizmente, o abuso infantil também é uma causa comum de lesão na população pediátrica, especialmente em crianças pequenas e bebês.

As crianças têm várias diferenças anatômicas que conduzem a distintos padrões de lesão (Tabela 10.1). O tamanho da cabeça é maior, levando a uma incidência mais elevada de lesão cerebral traumática. As crianças têm menos gordura e tecido conectivo e seus órgãos estão em maior proximidade entre si e da superfície, levando a uma maior frequência de lesões em múltiplos órgãos.

Tabela 10.1 Padrões típicos de lesão em crianças com base no mecanismo de lesão

Mecanismo de lesão	Padrões típicos de lesão
Cair da bicicleta	Fraturas no punho/antebraço/braço
	Lacerações na cabeça/pescoço e fratura, se sem capacete
	Atingida pelo guidão: lesão na parede abdominal e abdominal interna
Cair de altura	Baixa (p. ex., de uma cadeira): fraturas nas extremidades superiores, lesões na cabeça e no pescoço
	Alta (p. ex., do telhado): fraturas nas extremidades superiores e inferiores, lesões na cabeça e no pescoço, lesões torácicas/pélvicas
Atropelada por veículo automotor	Baixa velocidade: fraturas nas extremidades inferiores
	Alta velocidade: traumas múltiplos
	Atingida por veículo: lesão fechada na cabeça, trauma no torso, extremidades superiores e inferiores, morte
Passageira em colisão de veículo automotor	Usando o cinto de segurança: lesões no tórax/abdome, fratura na coluna lombar
	Sem o cinto de segurança: traumas múltiplos, lesões na cabeça e no pescoço, morte

O esqueleto de uma criança está incompletamente ossificado e os ossos são mais flexíveis. Por esta razão, o trauma torácico fechado deve suscitar uma investigação minuciosa para possível dano a um órgão mole apesar da ausência de fraturas de costela (como poderia ser visto em um adulto). As crianças também são mais propensas aos efeitos da hipotermia em virtude de uma maior área de superfície: relação de massa.

Uma lesão no fígado requer manejo cirúrgico?

A prática atual para trauma abdominal fechado que resulta em lesão hepática isolada é tipicamente não cirúrgica, contanto que o paciente esteja hemodinamicamente estável. O uso mais rotineiro do exame precoce com CT no trabalho com o trauma levou a um decréscimo na taxa de laparotomias e laparoscopias para lesão no fígado e também facilita a caracterização específica da lesão (p. ex., localização, profundidade, grau associado de hemoperitônio etc.). O paciente deve ser cuidadosamente monitorado quanto a alterações no estado hemodinâmico e níveis repetidos de hemoglobina devem ser avaliados para orientar a terapia transfusional e a possível necessidade de manejo cirúrgico se não for alcançada hemóstase.

A paciente está chorando e segurando o braço lesionado. Ela parece estar com um desconforto moderado.

Como a dor é avaliada em crianças?

A dor é, com frequência, pouco tratada em crianças em virtude da subestimação da intensidade da dor e do medo do risco de complicações provenientes de analgésicos como os opioides. A capacidade de expressar dor subjetiva depende, em boa parte, da capacidade cognitiva e de linguagem. Para crianças pequenas e bebês, os sinais não verbais desempenham um grande papel na avaliação, e estes comportamentos foram bem caracterizados e validados. Por exemplo, a escala de dor no bebê neonatal atribui valores a cada um dos seguintes itens para desenvolver um escore composto: expressão facial, choro, respiração, movimentos de braços e pernas e estado de atenção. As crianças mais velhas que podem compreender perguntas e verbalizar dor são capazes de usar instrumentos para avaliação da dor, como a escala de avaliação da dor de FACES (Figura 10.1). Este instrumento válido e confiável é recomen-

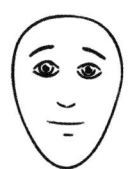

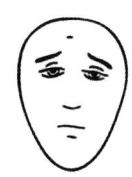

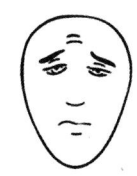

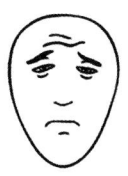

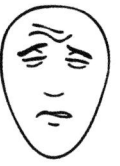

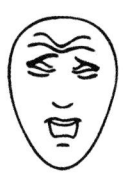

Figura 10.1 O instrumento de escala de dor de FACES para avaliação da dor pediátrica. É pedido à criança que indique "como é a sua dor" e é atribuído um valor numérico (0, 2, 4, 6, 8 ou 10), o que permite a avaliação longitudinal. A escala de dor de FACES foi reproduzida com a permissão da *International Association for the Study of Pain*® (IASP®). A escala não pode ser reproduzida para qualquer outro propósito sem permissão.

dado para crianças em idades que variam de 4-16 anos e é de utilização simples. Os pacientes são instruídos quanto ao que significa cada representação facial e depois lhes é pedido que indiquem o rosto que "mostra como é a sua dor". Cada símbolo facial pode receber um escore numérico (0, 2, 4, 6, 8 e 10) para facilidade de comparação durante a permanência no hospital.

Quais são as considerações para o manejo de fraturas supracondilianas?
A fratura supracondiliana é a fratura de cotovelo mais comum em crianças, ocorrendo mais comumente em crianças entre 5-7 anos. A fratura é geralmente causada por uma queda sobre a mão estendida com o cotovelo em extensão completa. Podem ocorrer lesões nos nervos em mais de 10% das crianças com esta lesão e podem ser sutis, especialmente em crianças com < 3 anos de idade, com os nervos medianos, interósseo anterior, radial e ulnar potencialmente envolvidos. O exame neurológico minucioso, se possível, deve ser realizado a intervalos de tempo regulares. Igualmente, pode ocorrer lesão vascular, e a avaliação repetida do pulso e cor da mão é essencial. A síndrome compartimental, embora rara, resulta em complicações devastadoras, e as crianças com fratura supracondiliana deslocada devem ser observadas por 12-24 horas pós-operatoriamente para monitorar esta complicação.

A anestesia regional é contraindicada em fraturas supracondilianas?
A anestesia regional em pacientes em risco de síndrome compartimental é um tópico controverso (veja o Capítulo 6). Alguns argumentam que sintomas subjetivos como a dor (a pedra angular do diagnóstico clínico para este processo potencialmente devastador) não devem ser tratados com técnicas regionais pelo temor de que mascarem uma isquemia agravada. Por outro lado, a dor tem inúmeros efeitos adversos e, especialmente em crianças, pode levar a uma tremenda quantidade de estresse psicológico em longo prazo e à incapacidade, se não tratada. Existe uma ausência de dados que apontem para um papel causativo da anestesia regional na síndrome compartimental e, na verdade, existem vários casos em que o diagnóstico foi facilitado pela analgesia regional, quando a dor abrupta alertou o clínico para uma alteração na condição do paciente. Especialmente em crianças menores que não podem comunicar dor efetivamente aos seus cuidadores, monitores objetivos como o monitoramento da pressão compartimental podem ser uma estratégia prudente.

Várias horas depois, a paciente é trazida ao centro cirúrgico para redução fechada e fixação interna da fratura desviada. Você decide realizar uma técnica regional.

O bloqueio deve ser feito em vigília ou dormindo?

Em virtude da incapacidade da maioria das crianças pequenas de permanecerem paradas e/ou comunicarem sintomas subjetivos como dor ou parestesia, existe pouca vantagem em realizar técnicas anestésicas regionais no estado de vigília. A maioria dos anestesistas pediátricos assume a postura de que o benefício da segurança proporcionado por uma criança quieta e imóvel supera o risco potencial de lesão nervosa que pode ou não ser indicada por dor/parestesia. Várias séries grandes de casos prospectivos demonstraram uma incidência muito baixa de complicações anestésicas regionais quando realizadas sob anestesia geral. Para minimizar o risco mais possível devem ser empregados monitores para reduzir a probabilidade de injeção intraneural quando disponíveis, incluindo estimulação nervosa, ultrassonografia e monitoramento da pressão da injeção (discutido em detalhes no Capítulo 17).

Quais bloqueios nervosos periféricos são apropriados para a cirurgia de cotovelo?

Tradicionalmente, a abordagem interescalena do plexo braquial foi considerada inadequada para cirurgia de cotovelo (face ulnar) por poupar as raízes nervosas de C8 e T1. Contudo, isto pode ser superado por meio da realização de um bloqueio interescaleno "baixo" (largura de um ou dois dedos acima da clavícula) ou através do uso de ultrassom. A imagem do ultrassom mostrará todos os troncos/raízes e o plexo inteiro pode ser anestesiado, se desejado, em vez de apenas o tronco superior, como era tipicamente o caso para a técnica tradicional.

O restante das abordagens do plexo braquial (supraclavicular, infraclavicular e axilar) proporciona completa cobertura para a cirurgia de cotovelo.

Você opta por realizar um bloqueio supraclavicular guiado por ultrassom após indução de anestesia geral. Quais são as considerações técnicas para este bloqueio?

A técnica básica para bloqueio supraclavicular guiado por ultrassom em crianças é semelhante aos adultos. Um transdutor linear de 38-40 mm é um tamanho apropriado para a maioria das crianças, embora em crianças muito pequenas e bebês um transdutor linear compacto "bastão de hóquei" de 25 mm possa resultar em um melhor "encaixe" na fossa supraclavicular.

Após a preparação estéril da pele, o transdutor é colocado na fossa supraclavicular no ponto médio da clavícula, com a superfície da sonda paralela ao plano da pele (Figura 10.2). O transdutor pode, então, ser localizado lateralmente ou medialmente até que seja visualizada a delimitação de uma artéria subclávia (Figura 10.3). A função do Doppler colorido pode auxiliar na localização deste ponto de referência (Figura 10.4). A pleura e a primeira costela devem ser observadas como linhas descontínuas em um branco brilhante paralelas à superfície da pele. Elas podem ser diferenciadas pela observação de uma sombra (costela) ou tecido pulmonar homogêneo (pleura) imediatamente no fundo da interface brilhante. O plexo braquial está localizado lateral, e frequentemente um tanto superficial, à artéria subclávia e pode ser reconhecido pela sua aparência hipoecoica de "cacho de uvas".

A abordagem recomendada é em plano de lateral para medial. Uma abordagem fora do plano direciona o caminho da agulha em ângulos retos até a pleura, e, em crianças pequenas, isto pode resultar em punção pleural com muita facilidade. O comprimento da agulha é uma questão de preferência clínica – em virtude da pouca profundidade do plexo braquial na fos-

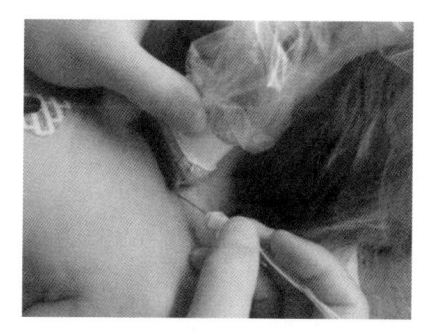

Capítulo 10: Anestesia regional para trauma pediátrico | 67

Figura 10.2 Posição do transdutor e agulha para bloqueio do plexo braquial supraclavicular guiado por ultrassom em uma criança.

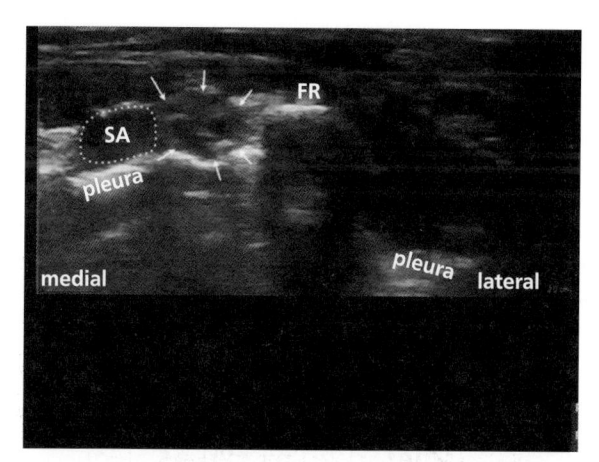

Figura 10.3 Sonoanatomia relevante para o bloqueio do plexo braquial supraclavicular em uma criança de 6 anos de idade. Observe a pleura e a primeira costela (FR) próximas ao plexo braquial alvo *(setas)*. A artéria subclávia (SA) está esboçada.

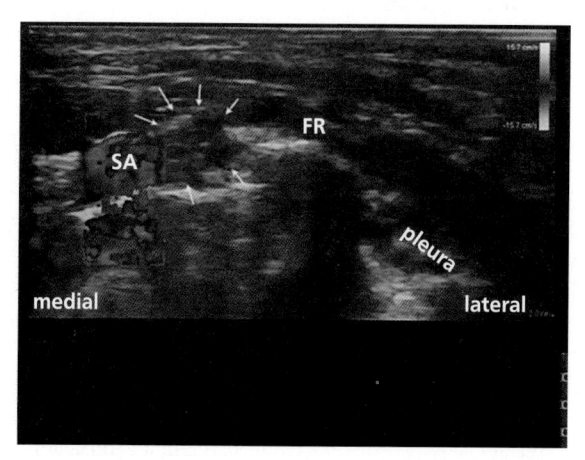

Figura 10.4 Plexo braquial supraclavicular *(setas)* em uma criança de 6 anos de idade, com a artéria subclaviana destacada com o uso da função do Doppler colorido. FR, primeira costela; SA, artéria subclaviana.

Tabela 10.2 Dosagens pediátricas para bloqueios nervosos periféricos comuns

Técnica	Dose	Dose máxima
Bloqueio do plexo braquial	0,3-0,5 mL/kg	15 mL
Bloqueio da bainha do reto	0,2 mL/kg (em cada lado)	10 mL em cada lado
Bloqueio do nervo ilioinguinal	0,2 mL/kg	10 mL
Bloqueio do nervo femoral	0,5 mL/kg	15 mL
Bloqueio do nervo ciático	0,5 mL/kg	20 mL

sa supraclavicular, por vezes é vantajoso fazer uma punção na pele bem lateral ao transdutor para viajar por um caminho raso subcutâneo. Uma agulha de 50 mm é aceitável em todos, com exceção das crianças muito pequenas.

Depois que a ponta da agulha está adjacente ao plexo braquial, a seringa deve ser aspirada, e 0,5 mL/kg de um anestésico local diluído de ação prolongada (p. ex., 0,2% de ropivacaína) é administrado lentamente com aspiração intermitente até um máximo de 15 mL. Como este é um bloqueio analgésico (não anestésico), não é essencial colocar o anestésico local dentro da bainha do plexo braquial. É mais prudente pender para o lado da segurança e simplesmente colocar o anestésico local próximo ao plexo.

Como a dosagem dos bloqueios anestésicos locais deve ser realizada em crianças? Como as crianças variam substancialmente em massa, as dosagens são escolhidas com base em um esquema de *mililitros* por quilograma (mL/kg), com a exceção de alguns nervos pequenos que somente requerem 1-2 mL (p. ex., plexo cervical superficial, nervo cutâneo femoral lateral). Os exemplos estão descritos na Tabela 10.2.

A grande maioria dos bloqueios em crianças são bloqueios analgésicos e não requerem o intenso bloqueio motor e sensitivo necessário para a anestesia cirúrgica. Ropivacaína 0,2%, levobupivacaína 0,125% ou bupivacaína 0,125% são todas opções apropriadas.

Os recém-nascidos e os bebês pequenos (< 3-6 meses) têm níveis reduzidos de colinesterase plasmática, levando teoricamente a um *clearence* reduzido de anestésicos locais tipo éster. Esta faixa etária também tem fluxo sanguíneo hepático reduzido e caminhos imaturos de degradação metabólica, bem como níveis reduzidos de α-1-ácido glicoproteína, todos os quais aumentam os níveis plasmáticos de anestésicos locais de amido e colocam o bebê em maior risco de toxicidade sistêmica. Por esta razão, são recomendadas as seguintes taxas de infusão (observe que as unidades são em *miligramas* por quilograma por hora):

- Para recém-nascidos e bebês: 0,2 mg/kg/h de ropivacaína 0,1%.
- Para crianças maiores: 0,3-0,4 mg/kg/h de ropivacaína 0,1%.

Leitura adicional

Abzug, J. M., Herman, M. J. (2012). Management of supracondylar humerus fractures in children: current concepts. *The Journal of the American Academy of Orthopaedic Surgeons*, 20, 69-77.

Amiri, H. R., Espandar, R. (2011). Upper extremity surgery in younger children under ultrasound-guided supraclavicular brachial plexus block a case series. *Journal of Children's Orthopaedics*, 5, 5-9.

De José Maria, B., Banús, E., Navarro Egea, M. *et al.* (2008). Ultrasound-guided supraclavicular vs infraclavicular brachial plexus blocks in children. *Paediatric Anaesthesia*, 18, 838-44.

Drendel, A. L., Kelly, B. T., Ali, S. (2011). Pain assessment for children: overcoming challenges and optimizing care. *Pediatric Emergency Care*, 27, 773-81.

Gadsden, J. C., Tsai, T., Iwata, T. *et al.* (2009). Low interscalene block provides reliable anesthesia for surgery at or about the elbow. *Journal of Clinical Anesthesia*, 21, 98-102.

Petrowsky, H., Raeder, S., Zuercher, L. *et al.* (2012). A quarter century experience in liver trauma: a plea for early computed tomography and conservative management for all hemodynamically stable patients. *World Journal of Surgery*, 36, 247-54.

Wolf, A. R. (2012). Effects of regional analgesia on stress responses to pediatric surgery. *Paediatric Anaesthesia*, 22, 19-24.

Yang, C. W., Cho, C.-K., Kwon, H. U. *et al.* (2010). Ultrasound-guided supraclavicular brachial plexus block in pediatric patients – a report of four cases. *Korean Journal of Anesthesiology*, 59 Suppl, S90-4.

Capítulo 11

Anestesia regional para fratura do colo do fêmur

Aspectos principais do caso
1. O efeito da analgesia regional no *delirium* pós-operatório.
2. Base de evidências para resultados de morbidade e mortalidade em pacientes com fratura de quadril usando técnicas anestésicas regionais.

Apresentação do caso
Uma mulher de 81 anos se apresenta ao serviço de emergência com dor no quadril direito após ter tropeçado no seu gato quando ia para a cozinha. Ela não perdeu a consciência e não tem outras lesões dignas de nota em virtude da queda. Ela mora sozinha, mas tem uma ajudante que a visita 3 vezes por semana para auxiliar na arrumação da casa e nas compras. Sua filha diz que ela "na maior parte das vezes está presente" mentalmente, mas tem estado um pouco esquecida nos últimos anos. Seu histórico médico passado inclui hipertensão e fibrilação atrial, para os quais toma metoprolol, diltiazem e varfarina. Ao exame, sua perna direita está encurtada e rotada externamente e está se queixando muito de dor severa. Seus exames laboratoriais revelam uma hemoglobina de 12 g/dL e uma razão normalizada internacional (INR) de 1,5.

Discussão do caso

Como a dor aguda é comumente tratada para fratura do quadril no setor de emergência?

As fraturas do colo do fêmur (NOF) são mais comuns em idosos e mulheres e estão associadas a prejuízo funcional de longo prazo e a uma qualidade de vida reduzida. Apesar do fato de que muitas destas pacientes apresentam dor moderada a grave, um número significativo de pacientes com fratura de quadril recebe pouca ou nenhuma intervenção analgésica pré-hospital ou no setor de emergência, e aquelas que recebem podem esperar durante horas pelo alívio. Os fatores que contribuem para a "oligoanalgesia" incluem confusão da paciente, preocupação referente aos efeitos colaterais em uma coorte com múltiplas comorbidades, avaliação inadequada da dor e falhas na linguagem/comunicação.

Os opioides permanecem sendo a base principal (> 50%) da terapia analgésica para fratura de quadril apesar da longa lista de efeitos colaterais, como depressão respiratória, constipação, retenção urinária e náusea e vômitos. Outras drogas sistêmicas como acetaminofeno, NSAIDs e codeína, são menos comuns, assim como o são bloqueios nervosos, com uma taxa documentada de bloqueio nervoso de 7% em um levantamento de 36 hospitais australianos.

O uso de analgesia regional para alívio de dor aguda associada à fratura de quadril impacta o risco de desenvolvimento de delírio?

O delírio é um achado comum em pacientes idosos hospitalizados, especialmente no contexto pós-operatório, e é um fator de risco independente para morte, institucionalização e demência. Os opioides são bem conhecidos pela sua contribuição ao delírio em idosos, e o seu uso deve ser minimizado se possível. Por outro lado, dor moderada a grave também é um fator de risco para delírio. O papel que as técnicas analgésicas regionais desempenham na redução da incidência de disfunção cognitiva tem sido historicamente obscuro, relacionando-se à fisiopatologia complexa. Vários estudos e revisões compararam a anestesia neuroaxial *versus* geral com respeito ao resultado cognitivo e não encontraram diferenças na incidência. No entanto, uma falha metodológica importante de muitos destes estudos é a ausência de intervenção analgésica regional pré-operatória ou pós-operatória. Não é difícil compreender por que 1 hora de anestesia espinal pode não fazer diferença para uma dor aguda de fratura que dura, dias a semanas.

O bloqueio nervoso prolongado pode ser mais eficaz do que uma intervenção única. Mouzopoulos *et al.* (2009) constataram que os pacientes com fratura de quadril em risco moderado de delírio que receberam diariamente bloqueios da fáscia ilíaca antes e depois da cirurgia tiveram uma incidência significativamente reduzida de delírio do que aqueles que foram randomizados para placebo. Igualmente, pacientes com substituição eletiva de quadril randomizados para cateteres contínuos do plexo lombar ou femoral tiveram delírio sério ou confusão significativamente reduzidos comparados com analgesia sistêmica pós-operatória em um estudo de Marino *et al.* (2009) (0, 1,3 e 10,7%, respectivamente). Resultados como estes apoiam a ideia de que a analgesia regional deve ser iniciada tão logo seja possível para estes pacientes de alto risco e continuada até que a intensidade da dor seja suficientemente baixa para justificar a interrupção do bloqueio.

Descreva os aspectos técnicos de colocar um bloqueio femoral guiado por ultrassom

Tipicamente, este bloqueio é realizado na posição supina, com a cama ou mesa nivelada para maximizar o acesso à área inguinal. A pele é desinfetada e o transdutor posicionado sobre o ponto médio da prega inguinal (Figura 11.1). O transdutor pode, então, ser movido lateralmente ou medialmente para encontrar a artéria e a veia femoral, as quais são marcos óbvios. A função do Doppler colorido pode ajudar na localização destes marcos.

O nervo deve aparecer como um triângulo brilhante e achatado ou oval na lateral e até o fundo da artéria femoral (Figura 11.2). Se não for aparente imediatamente, alternar ou inclinar o transdutor proximalmente ou distalmente pode, com frequência, ajudar a melhorar o contraste e trazer o nervo "para fora" do pano de fundo. O nervo está implantado entre o músculo ilíaco e a artéria femoral e, frequentemente, é mais bem observado no nível da bifurcação da artéria. Isto pode ser obtido pela movimentação do transdutor caudal e cefálico ao longo do seu curso.

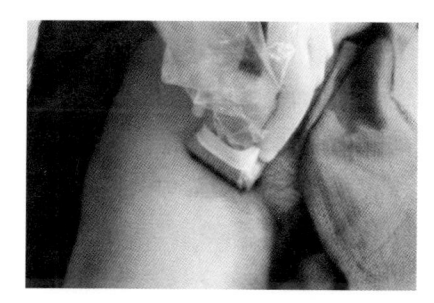

Figura 11.1 Posição do transdutor para bloqueio nervoso femoral guiado por ultrassom.

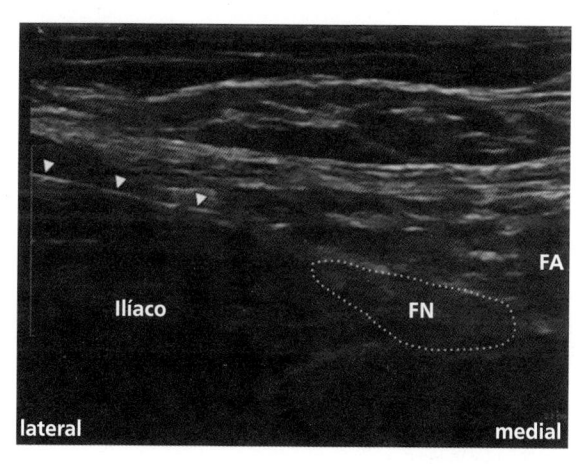

Figura 11.2 Sonoanatomia relevante para bloqueio nervoso femoral. Observe o nervo femoral (FN) posicionado entre o músculo ilíaco e a artéria femoral (FA). A agulha *(pontas de seta)* está se aproximando pela lateral.

Depois de identificado, é feito um botão anestésico na pele no aspecto lateral da coxa a 1 cm de distância da borda lateral do transdutor. A agulha é, então, inserida no plano em uma orientação mediolateral e avançada na direção do nervo femoral. Se é usada estimulação nervosa, a passagem da agulha através da fáscia ilíaca e o contato da ponta da agulha com o nervo femoral está, geralmente, associada a uma resposta motora do grupo muscular do quadríceps.

Depois que a ponta da agulha é visualizada adjacente ao nervo, a seringa é aspirada e 1-2 mL de anestésico local são injetados para confirmar a localização apropriada. O bloqueio do nervo femoral requer 15-20 mL de anestésico local em adultos, porém menos volume pode ser suficiente para a difusão adequada (Figura 11.3). Embora uma única injeção destes volumes de anestésico local seja suficiente, poderá ser benéfico injetar duas ou três doses menores em diferentes locais (i. e., posterior e lateral) para melhorar a velocidade de início do bloqueio.

A paciente está agendada pelo serviço de cirurgia ortopédica para urgente fixação percutânea do quadril na posição supina. Eles estimam um tempo cirúrgico de 40 minutos.

Tabela 11.1 Sumário de ensaios controlados randomizados comparando anestesia neuroaxial *versus* geral para cirurgia de fratura de quadril desde 1990

Estudo	nº	Grupos	Resultado regional
Adams *et al.* (1990)	56	Espinal GA com ETT	Espinal atenuado ↑ em norepinefrina, ADH Sem diferença na mortalidade, outros resultados
Biffoli *et al.* (1998)	60	Espinal GA com ETT	Sem diferença no estado mental pós-operatório
Casati *et al.* (2003)	30	Espinal GA com LMA	Alta mais rápida do PACU Sem diferença em hipotensão, cognição
Juelsgaard *et al.* (1998)	43	Espinal contínuo titulado Espinal dose única GA com ETT	Hipotensão e isquemia miocárdica reduzidas no grupo espinal contínuo Sem diferença na mortalidade

GA, anestesia geral; ETT, tubo endotraqueal; ADH, hormônio antidiurético; LMA, máscara laríngea; PACU, unidade de recuperação pós-anestésica.

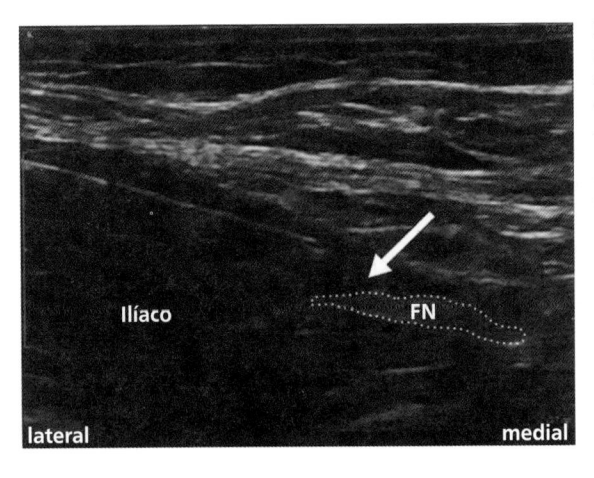

Figura 11.3 Nervo femoral (FN) e estruturas circundantes após injeção de anestésico local *(seta)*. Observe que, em comparação com a Figura 11.2, o nervo se despregou da fáscia ilíaca recoberta e uma piscina de anestésico local se encontra agora entre estas duas estruturas.

A escolha da anestesia neuroaxial sobre a geral resulta em melhores resultados?

A influência da anestesia geral *versus* neuroaxial nos resultados de cirurgia de fratura de quadril é controversa. Os problemas principais na literatura existente são a heterogeneidade no *design* do estudo, a população de pacientes e o tipo de procedimento, o que impede uma conclusão geral significativa. Existe apenas um punhado de estudos controlados randomizados recentes (desde 1990) que examinam o efeito da técnica anestésica no resultado da cirurgia de fratura de quadril especificamente (Tabela 11.1). Embora o tempo de alta da unidade de recuperação pós-anestésica, a hipotensão e isquemia miocárdica pareçam ser reduzidas com as técnicas neuroaxiais, estes resultados devem ser interpretados com cautela, pois estes são estudos pequenos.

Por outro lado, uma avaliação um pouco menos rígida (i. e., incluindo estudos de cirurgia eletiva de quadril e aqueles com *designs* não randomizados) leva a resultados igualmente animadores. Por exemplo, metanálises e revisões sistemáticas maiores (p. ex., Urwin *et al.*, 2000; Parker *et al.*, 2004d; Luger *et al.*, 2010) apresentaram reduções na incidência de trombose venosa profunda e confusão pós-operatória, bem como uma tendência a menos infartos miocárdicos, menos pneumonia, menos embolias pulmonares fatais e menos hipóxia pós-operatória. Neuman *et al.* (2012) identificaram que a anestesia regional estava associada a uma redução de 25-29% em complicações pulmonares e morte em uma revisão de mais de 18.000 pacientes com fratura de quadril. Luger *et al.* (2010) afirmaram que a anestesia regional "é a técnica de escolha (embora) as evidências limitadas disponíveis não permitam que se chegue a uma conclusão definitiva com relação à mortalidade ou outros resultados." Recentemente a *Association of Anaesthetists of Great Britain and Ireland* publicou uma diretriz para o manejo de pacientes com fraturas de quadril. A posição da força tarefa foi que, até o momento em que sejam publicadas evidências que confirmem que a anestesia regional é superior, à anestesia geral ou vice-versa, a anestesia neuroaxial deve ser considerada para todos os pacientes que se submetem a reparo de fratura de quadril, a menos que seja contraindicado. Por fim, a atenção cuidadosa às comorbidades do paciente e à reserva fisiológica é provavelmente um determinante mais importante de resultado pós-operatório do que a técnica anestésica.

A cirurgia de quadril pode ser realizada unicamente com bloqueio nervoso periférico?

Embora a anestesia neuroaxial permaneça como o método mais popular para redução aberta e fixação interna (ORIF) de fraturas de quadril, foram descritas técnicas de bloqueio nervoso periférico (PNB). O quadril é abastecido primariamente pelas ramificações do plexo lombar (nervos femoral e obturador), assim como a pele que recobre o trocanter (nervo cutâneo femoral lateral). Alguns clínicos dizem que o bloqueio do plexo lombar proporciona anestesia "suficiente", uma vez que alguns anestésicos locais podem-se distribuir em uma direção caudal para bloquear o tronco lombossacral. Entretanto, ramificações articulares também surgem do plexo sacral, a saber, o nervo glúteo superior, o nervo do quadrado do fêmur, bem como diretamente do nervo ciático. Em consequência, deve ser realizado um bloqueio proximal do nervo ciático para assegurar anestesia completa. Quanto mais proximal a abordagem, mais provavelmente o plexo sacral será bloqueado – por exemplo, uma abordagem parassacral quase sempre anestesia o plexo sacral, enquanto que a abordagem posterior (Labat) pode perder alguns dos ramos articulares dos nervos menores.

Uma vez que estes bloqueios nervosos não são bloqueios para iniciantes e o bloqueio do plexo lombar em particular não está livre de risco, deve haver uma boa razão para escolher esta técnica em detrimento de um espinal (p. ex., estenose aórtica). Um bom meio-termo que atinge a maioria dos objetivos para este caso pode ser um anestésico espinal seguido pela colocação de um cateter no plexo lombar para a dor pós-operatória, ambos realizados na posição lateral.

O INR elevado do paciente impede o uso de anestesia/analgesia neuroaxial?

O risco de hematoma espinal após o bloqueio neuroaxial em pacientes que são coagulopatas é, em boa parte, desconhecido, e as recomendações referentes aos limiares para evitar as técnicas espinais ou epidurais estão baseadas em opinião de consenso. Em geral, um nível de atividade fator VII de 40% está associado à hemóstase adequada. Uma vez que o fator VII é o fator de coagulação dependente da vitamina K com a meia-vida mais curta e um INR de 1,5 reflete um nível de atividade de > 40%, muitos acreditam que é seguro administrar anestesia neuroaxial se o INR for < 1,5 (p. ex., *The American Society of Regional Anesthesia and Pain Medicine Consensus Conference Guidelines*). A *European Society of Regional Anesthesia* defende um limiar aceitável de < 1,4.

Contudo, existem benefícios claramente substanciais para a anestesia e a analgesia neuroaxial, e estes devem ser pesados cuidadosamente em contraste com os riscos potenciais. Por exemplo, a *Scandinavian Society of Anaesthesiology and Intensive Care Medicine* emitiu um documento detalhado sobre esta questão (Breivik *et al.*, 2010), que estratifica o limiar recomendado do INR com base no benefício esperado: se um bloqueio espinal está sendo considerado somente para conforto, o INR máximo recomendado deve ser ≤ 1,4. No entanto, se estiver sendo usado em uma situação em que foi demonstrado reduzir a morbidade, este limiar aumenta para < 1,8; se é esperado reduzir a mortalidade, aumenta novamente para < 2,2. Como a incidência de hematoma espinal é maior com o bloqueio epidural e bloqueio combinado raquiperidural, estes respectivos limiares são ≤ 1,2, < 1,6 e < 1,8.

Referências e leitura adicional

Adams, H. A., Wolf, C., Michaelis, G., Hempelmann, G. (1990). [Postoperative course and endocrine stress reaction of geriatric patients with para-articular hip fractures. Prospective randomized study comparing spinal anesthesia and halothane intubation narcosis]. *Anästhesie, Intensivtherapie, Notfallmedizin*, 25, 263-70.

Beaudoin, F. L., Nagdev, A., Merchant, R. C., Becker, B. M. (2010). Ultrasound-guided femoral nerve blocks in elderly patients with hip fractures. *The American Journal of Emergency Medicine*, 28, 76-81.

Biffoli, F., Piacentino, V., Meconcelli, G *et al.* (1998). [The effect of anesthesiologic technique on the mental state of elderly patients submitted for orthopedic surgery of the lower limbs]. *Minerva Anestesiologica*, 64, 13-19.

Breivik, H., Bang, U., Jalonen, J. *et al.* (2010). Nordic guidelines for neuraxial blocks in disturbed haemostasis from the Scandinavian Society of Anaesthesiology and Intensive Care Medicine. *Acta Anaesthesiologica Scandinavica*, 54, 16-41.

Casati, A., Aldegheri, G., Vinciguerra, E. *et al.* (2003). Randomized comparison between sevoflurane anaesthesia and unilateral spinal anaesthesia in elderly patients undergoing orthopaedic surgery. *European Journal of Anaesthesiology*, 20, 640-6.

Gadsden J, Todd K. Regional anesthesia and acute pain management in the emergency department. In:

Hadzic, A. (2006). *Textbook of Regional Anesthesia and Acute Pain Management*, 1st edn. New York: McGraw-Hill Professional, pp. 955-66.

Griffiths, R., Alper, J., Beckingsale, A. *et al.* (2012). Management of proximal femoral fractures 2011: Association of Anaesthetists of Great Britain and Ireland. *Anaesthesia*, 67, 85-98.

Ho, A. M. H., Karmakar, M. K. (2002). Combined paravertebral lumbar plexus and parasacral sciatic nerve block for reduction of hip fracture in a patient with severe aortic stenosis. *Canadian Journal of Anaesthesia*, 49, 946-50.

Holdgate, A., Shepherd, S. A., Huckson, S. (2010). Patterns of analgesia for fractured neck of femur in Australian emergency departments. *Emergency Medicine Australasia: EMA*, 22, 3-8.

Juelsgaard, P., Sand, N. P., Felsby, S. *et al.* (1998). Perioperative myocardial ischaemia in patients undergoing surgery for fractured hip randomized to incremental spinal, single-dose spinal or general anaesthesia. *European Journal of Anaesthesiology*, 15, 656-63.

Luger, T. J., Kammerlander, C., Gosch, M. *et al.* (2010). Neuraxial versus general anaesthesia in geriatric patients for hip fracture surgery: does it matter? *Osteoporosis International*, 21, S555-72.

Marino, J., Russo, J., Kenny, M. *et al.* (2009). Continuous lumbar plexus block for postoperative pain control after total hip arthroplasty. A randomized controlled trial. *The Journal of Bone and Joint Surgery. American Volume,* **91**, 29-37.

Mouzopoulos, G., Vasiliadis, G., Lasanianos, N. *et al.* (2009). Fascia iliaca block prophylaxis for hip fracture patients at risk for delirium: a randomized placebo-controlled study. *Journal of Orthopaedics and Traumatology,* **10**, 127-33.

Neuman, M. D.; Silber, J. H., Elkassabany, N. M. *et al.* (2012). Comparative effectiveness of regional versus general anesthesia for hip fracture surgery in adults. *Anesthesiology,* **117**, 72-92.

Parker, M. J., Handoll, H. H. G., Griffiths, R. (2004). Anaesthesia for hip fracture surgery in adults. *Cochrane Database of Systematic Reviews (Online),* (4), CD000521.

Urwin, S. C., Parker, M. J., Griffiths, R. (2000). General versus regional anaesthesia for hip fracture surgery: a meta-analysis of randomized trials. *British Journal of Anaesthesia,* **84**, 450-5.

Capítulo 12

Anestesia regional no paciente intoxicado com trauma

Aspectos principais do caso
1. Consentimento para técnicas anestésicas regionais em trauma.
2. Bloqueios nervosos periféricos do braço e do antebraço.

Apresentação do caso
Um homem de 23 anos entra no serviço de emergência depois de ter-se envolvido em uma briga em um bar local. Ele está claramente intoxicado e está discutindo com os paramédicos e a equipe de enfermagem. Suas lesões incluem uma fratura deslocada aberta do quinto metacarpo direito e um deslocamento da articulação do primeiro carpometacárpico esquerdo (CMC), além de vários cortes superficiais e hematomas. Ele está mantendo as vias aéreas pérvias, está hemodinamicamente estável e não tem outras lesões. Ele é saudável em outros aspectos e ingeriu comida de bar recentemente, 1 hora atrás. Em virtude da natureza exposta da fratura do quinto metacarpo, ele é agendado para desbridamento urgente e fixação percutânea da fratura, além da redução fechada do deslocamento do CMC.

Discussão do caso

Quais são as opções anestésicas para este caso?
Os fatores que determinarão a escolha apropriada da técnica anestésica no trauma incluem lesões concomitantes, preocupações com as vias aéreas (incluindo estabilidade da coluna cervical), a capacidade de permanecer parado durante a técnica regional, evidências de prejuízo neurológico e a presença de outras contraindicações para o bloqueio neural, como hipovolemia profunda, coagulopatia etc.

Neste paciente, a anestesia geral é preferida em virtude do seu comportamento combativo e da necessidade de operar dois pontos distantes. Além do mais, as suas vias aéreas e a coluna cervical não estão lesionadas e podem ser manejadas com pouca dificuldade adicional (além do seu estômago cheio). Os bloqueios nervosos periféricos (PNBs) podem ser colocados antes ou depois da indução da anestesia geral (ver Capítulo 17) para controle pós-operatório da dor. A intensidade da dor associada à fratura do quinto metacarpo provavelmente não é suficientemente grave para justificar uma técnica com cateter de longa duração, e o bloqueio com uma única injeção geralmente é suficiente. A anestesia regional intravenosa bilateral é uma opção pobre em virtude do risco de toxicidade sistêmica.

Quais são as questões em torno do consentimento no paciente com trauma para procedimentos anestésicos/analgésicos regionais?
O consentimento informado é um processo que consiste de três elementos: (1) uma explicação do procedimento/terapia, bem como das alternativas, e os riscos e benefícios de ambas;

(2) compreensão do paciente do procedimento/terapia proposta; e (3) acordo mútuo entre médico e paciente. Embora este seja um paradigma aceitável para os procedimentos eletivos, o processo do consentimento informado é, com frequência, diferente na população traumaticamente lesionada. Antes de qualquer coisa, estes pacientes estão, frequentemente, com dor moderada à severa, estão em sofrimento psicológico, receberam medicamentos sedativos e podem estar neurologicamente prejudicados, seja em virtude da própria lesão ou pelas drogas e/ou álcool. Isto apresenta um desafio substancial à exigência de que um paciente tenha a capacidade de tomar uma decisão informada. Contudo, uma sedação leve e analgesia opioide demonstraram não prejudicar a capacidade do paciente de se lembrar de elementos importantes do consentimento informado após o procedimento.

Obviamente, se a condição do paciente é tão crítica que é indicada uma cirurgia de emergência, ou se não está presente um procurador para tomar a decisão, o consentimento pode ser dispensado, pois está implícito que o paciente desejaria um procedimento que salvasse sua vida ou o membro a menos que declarasse isso explicitamente. Este paciente intoxicado obviamente não pode avaliar integralmente os riscos e benefícios do procedimento proposto e é incapaz de consentir; por outro lado, sua fratura exposta apresenta um risco de complicações e deve ser irrigada e reparada no espaço de 6-8 horas. Esta é uma área polêmica e, enquanto alguns médicos obteriam consentimento informado de um procurador e prosseguiriam com a cirurgia, alguns optariam por adiar até o dia seguinte até que o paciente estivesse totalmente capaz, dependendo da sua avaliação do risco relativo deste adiamento.

Em contraste com a anestesia geral, as intervenções anestésicas ou analgésicas regionais são raramente "necessárias" para facilitar os procedimentos de salvamento da vida ou membros. Apesar da sua miríade de vantagens para o controle da dor pós-operatória e efeitos na morbidade e mortalidade em alguns casos, existem poucas indicações para um bloqueio nervoso "de emergência". Como tal, o limiar para as condições aceitáveis para consentimento deve ser alto – muitos anestesistas não aceitariam o risco reconhecidamente raro de causar uma lesão no nervo deste paciente antes de terem a oportunidade de explicar o procedimento integralmente. Isto vale especialmente para lesões e procedimentos que estão associados à dor leve à moderada que pode ser tratada com acetaminofeno, NSAIDs e medicações analgésicas opioides leves. Uma estratégia aceitável se ainda é desejado um bloqueio nervoso poderia ser temporizar com medicações sistêmicas até que o paciente não esteja mais intoxicado, em cujo momento a possibilidade de bloqueios pode ser levantada.

Por outro lado, o risco de lesão nervosa permanente ou outra complicação de um PNB nesta situação é muito raro e permite que o médico ofereça analgesia excelente, reduza o uso do opioide e prossiga com um anestésico geral "leve" em um esforço de reduzir os efeitos colaterais. Evitar drogas adicionais que obscureçam aspectos mentais é particularmente importante nos casos em que são necessárias avaliações frequentes do *status* neurológico, como em lesão fechada na cabeça.

Quais são as vantagens e desvantagens das várias abordagens de bloqueio nervoso periférico para a cirurgia da mão?

Quaisquer abordagens ao longo do plexo braquial desde as raízes/troncos até as ramificações terminais podem ser utilizadas efetivamente para a cirurgia da mão. Como a área operatória é pequena e é inervada por um número limitado de nervos, e como o bloqueio motor e sensitivo profundo do ombro e parte superior do braço não é necessária, uma abordagem mais distal é,

Tabela 12.1 Opções anestésicas regionais para cirurgia da mão

Abordagem do bloqueio	Vantagens	Desvantagens
Plexo braquial interescaleno	Anestesia completa da mão (contanto que todos os troncos estejam bloqueados; ocasionalmente perde o tronco inferior, especialmente com técnica estimuladora nervosa) Técnica fácil, superficial	Pode perder o nervo ulnar (especialmente com técnica estimulação nervosa) Desnecessário bloqueio sensitivo/motor do braço Efeitos colaterais: paralisia do nervo frênico, síndrome de Horner, paralisia do nervo laríngeo recorrente
Plexo braquial supraclavicular	Anestesia completa da mão Técnica fácil, superficial	Bloqueio sensitivo/motor desnecessário do braço Efeitos colaterais: possível paralisia do nervo frênico, incidência desconhecida de pneumotórax
Plexo braquial infraclavicular	Anestesia completa da mão	Bloqueio sensitivo/motor desnecessário do braço Bloqueio mais profundo, um pouco mais desafiador Potencial para pneumotórax Cautela com anticoagulação
Plexo braquial axilar	Anestesia completa da mão Técnica fácil, superficial Pode selecionar nervos individuais Sem risco de pneumotórax	Bloqueio sensitivo/motor desnecessário do braço Risco aumentado de punção vascular, hematoma Se é necessário bloqueio do nervo musculocutâneo, pode requerer bloqueio separado, embora não desafiador
Nervos periféricos individualizados	Muito fácil, especialmente com ultrassom Somente anestesia às áreas necessárias; sem bloqueio sensitivo/motor desnecessário do braço Volumes pequenos de anestésico local necessários → risco reduzido de toxicidade sistêmica	Pode requerer suplementação com bloqueios do campo se a incisão se estende proximal à prega do pulso

frequentemente preferida em nossa instituição (Tabela 12.1). Isto possibilita que o paciente tenha alta imediatamente e sem tipoia porque o músculo bíceps braquial não está afetado.

Qual é a melhor localização para realizar bloqueios dos nervos periféricos individualizados guiados por ultrassom no membro superior?

Em virtude de seu curso relativamente superficial no braço e antebraço distal, os nervos medianos, ulnar e radial são facilmente bloqueados em múltiplas localizações no cotovelo ou distal ao cotovelo. Um fator limitante podem ser os curativos ou gesso, porém, na maioria dos casos, estes podem ser removidos na hora da cirurgia para deixar exposto o local do bloqueio.

Sonograficamente, o melhor local para visualizar cada nervo é no nível em que ele não pode ser confundido com tendões, ligamentos ou outros tecidos fasciais, uma vez que eles podem ser muito parecidos. Isto tende a tornar os bloqueios guiados por ultrassom no cotovelo e pregas do pulso uma opção impopular. Em vez disso, a localização mais fácil para visualizar estes nervos é uma localização em que nada mais os envolva além do músculo.

O nervo mediano pode ser facilmente visualizado na metade do antebraço com o transdutor do ultrassom colocado no aspecto volar (Figura 12.1). O nervo pode ser visto como um pontilhado oval brilhante com interior escuro (fascículos) no centro do antebraço, no fundo do músculo flexor superficial do dígito. Frequentemente, é necessário inclinar um pouco o transdutor para "realçar" o nervo com relação ao fundo. Para confirmar que a estrutura é um nervo e não um tendão intramuscular, ele deve ser rastreado por vários centímetros distal e proximalmente.

O nervo ulnar também é mais bem visualizado na metade do antebraço, no aspecto ulnar (medial) da artéria ulnar, assumindo uma aparência semelhante à do nervo mediano (Figura 12.2). O acompanhamento da artéria e do nervo proximalmente por vários centímetros deve resultar na separação e no aprofundamento da artéria, enquanto o nervo permanece em uma posição superficial. Este pode representar um local mais seguro para bloqueio do nervo, já que a probabilidade de punção arterial é reduzida.

O nervo radial é mais bem visualizado proximal ao epicôndilo lateral entre o músculo braquial (profundo) e braquiorradial (superficial) (Figura 12.3). Embora alguns clínicos defendam o bloqueio da ramificação superficial do nervo no antebraço, o seu curso está geralmente intimamente associado à artéria radial e, para evitar o risco de punção arterial total, esta abordagem mais proximal é usada em nossa prática.

Para cada um destes nervos, a sua facilidade de identificação, ausência de estruturas vulneráveis próximas e profundidade superficial permitem ao clínico a escolha de qualquer abordagem com agulha. Em plano e fora do plano ambas são efetivas. Cada nervo requer apenas 3-5 mL de anestésico local para obter um bloqueio excelente. A escolha do anestésico local depende do procedimento. Para anestesia cirúrgica em um procedimento rápido na mão com dor pós-operatória mínima esperada, a lidocaína ou mepivacaína (1,5-2%) pode ser o melhor. Pode ser usada ropivacaína, bupivacaína ou levobupivacaína 0,2-0,5% se for indicada uma duração prolongada.

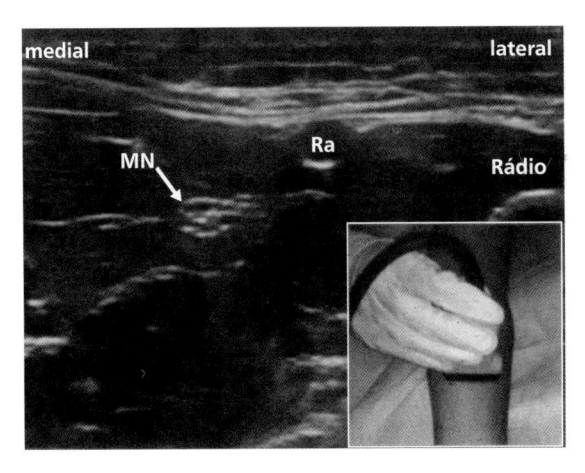

Figura 12.1 Posição do transdutor e sonoanatomia para bloqueio nervoso do nervo mediano guiado por ultrassom no antebraço. MN, nervo mediano; Ra, artéria radial.

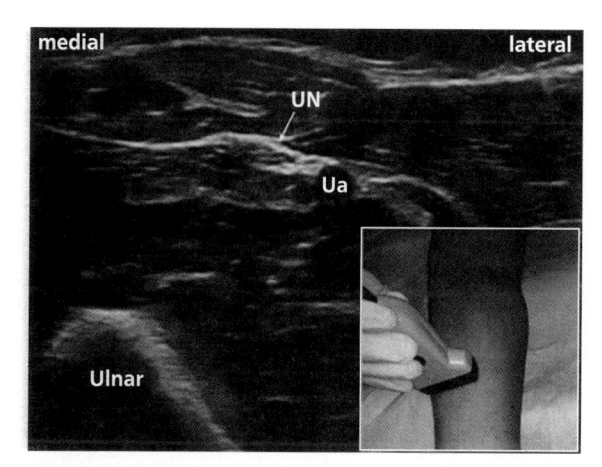

Capítulo 12: Anestesia regional no paciente intoxicado com trauma | 83

Figura 12.2 Posição do transdutor e sonoanatomia para bloqueio nervoso do nervo ulnar guiado por ultrassom no antebraço. Ua, artéria ulnar; UN, nervo ulnar.

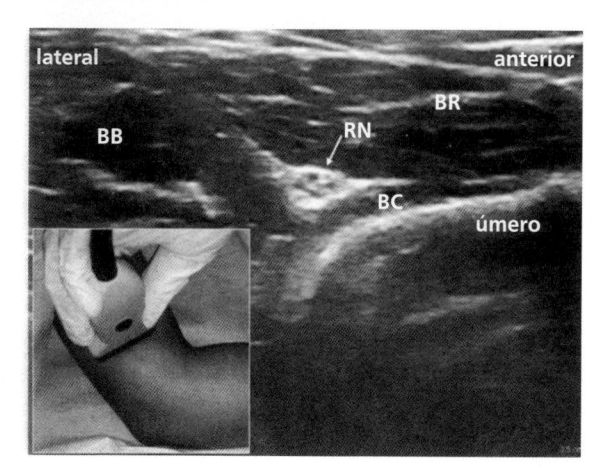

Figura 12.3 Posição do transdutor e sonoanatomia para bloqueio nervoso do nervo radial guiado por ultrassom no braço distal. BB, músculo bíceps braquial; BC, músculo braquial; BR, músculo braquiorradial; RN, nervo radial.

Quais nervos precisam ser anestesiados para realizar a fixação do quinto dedo?

O quinto dedo é inervado por fibras que se originam da oitava raiz cervical (C8) que contribuem, juntamente com as fibras de T1, para a formação do nervo ulnar. Por esta razão e porque não existe contribuição do nervo radial e mediano, qualquer procedimento no quinto dedo pode ser realizado com um simples bloqueio do nervo ulnar (Figura 12.4). Observe que se a incisão se estender mais proximalmente do que a prega do pulso no lado ulnar, deve ser realizado um bloqueio do nervo cutâneo medial do antebraço, o que é facilmente feito como um simples bloqueio de campo subcutâneo distal à prega do cotovelo.

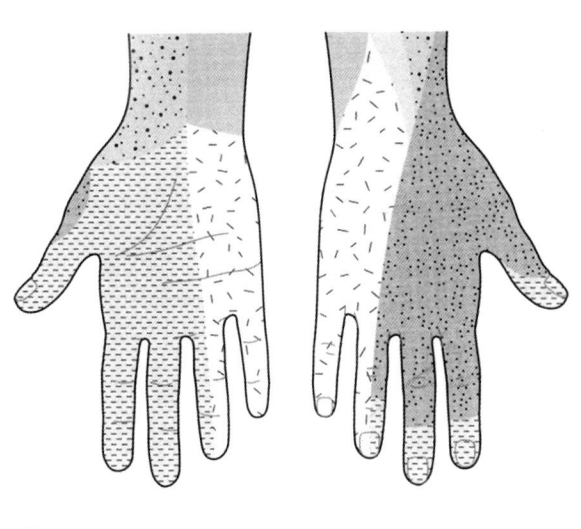

Figura 12.4 Dermatomas das superfícies volar e dorsal da mão.

- Nervo ulnar
- Nervo radial
- Nervo mediano
- Nervo cutâneo lateral do antebraço (nervo musculocutâneo)
- Nervo cutâneo medial do antebraço

Quanto de anestésico local é necessário para anestesiar cada nervo?

Alguns investigadores descobriram que volumes de < 1 mL são suficientes para bloquear um nervo terminal no antebraço. Entretanto, para fins práticos, rotineiramente usamos, pelo menos, 3-5 mL por nervo para assegurar uma difusão semicircular em torno do nervo (Figura 12.5). Isto também assegura que o estabelecimento do bloqueio seja rápido, com mínimo retardo para que o cirurgião possa dar início ao caso.

A cirurgiã tenta reduzir o deslocamento do primeiro CMC esquerdo, mas ele permanece instável. Ela diz que gostaria de colocar um pino na articulação para estabilizá-la.

Quais nervos periféricos precisam ser bloqueados para este procedimento? E quanto aos outros dígitos?

O polegar é inervado pelos nervos mediano e radial, e ambos precisam ser bloqueados para proporcionar anestesia cirúrgica para este procedimento. Igualmente, os procedimentos no segundo dedo precisariam de bloqueio nervoso mediano e radial.

O terceiro e quarto dedos são variavelmente inervados por todos os três nervos. Apesar das imagens clássicas dos livros-textos do quarto dedo sendo "dividido" na superfície volar pelos nervos mediano e ulnar, existe variação considerável na inervação de cada dígito e, para assegurar anestesia completa destes dígitos, é recomendado o bloqueio dos nervos media-

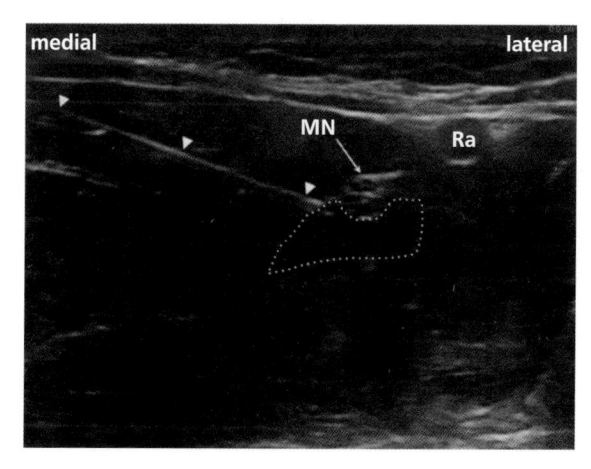

Figura 12.5 Bloqueio do nervo mediano guiado por ultrassom. A agulha *(pontas de seta)* foi avançada em plano até a ponta ficar adjacente ao nervo (MN), e 5 mL de anestésico local foram depositados, o que pode ser visto profundamente no nervo (porção contornada). Ra, artéria radial.

no, ulnar e radial. Como o volume de anestésico local usado para cada nervo individual é tão baixo, o risco de toxicidade sistêmica é mínimo, e a desvantagem de "tentar resguardar-se" bloqueando todos os nervos é insignificante.

Leitura adicional

Brull, R., McCartney, C. J. L., Chan, V. W. S. *et al.* (2007). Disclosure of risks associated with regional anesthesia: a survey of academic regional anesthesiologists. *Regional Anesthesia and Pain Medicine*, 32, 7-11.

Eichenberger, U., Stöckli, S., Marhofer, P. *et al.* (2009). Minimal local anesthetic volume for peripheral nerve block: a new ultrasound-guided, nerve dimension-based method. *Regional Anesthesia and Pain Medicine*, 34, 242-6.

Gianesello, L., Pavoni, V., Coppini, R. *et al.* (2010). Comfort and satisfaction during axillary brachial plexus block in trauma patients: comparison of techniques. *Journal of Clinical Anesthesia*, 22, 7-12.

Green, D. S. T., MacKenzie, C. R. (2007). Nuances of informed consent: the paradigm of regional anesthesia. *HSS Journal: TheMusculoskeletal Journal of Hospital for Special Surgery*, 3, 115-18.

Liebmann, O., Price, D., Mills, C. *et al.* (2006). Feasibility of forearm ultrasonography-guided nerve blocks of the radial, ulnar, and median nerves for hand procedures in the emergency department. *Annals of Emergency Medicine*, 48, 558-62.

McCartney, C. J. L., Xu, D., Constantinescu, C., Abbas, S., Chan, V. W. S. (2007). Ultrasound examination of peripheral nerves in the forearm. *Regional Anesthesia and Pain Medicine*, 32, 434-9.

Smith, H. K., Manjaly, J. G., Yousri, T. *et al.* (2011). Informed consent in trauma: Does written information improve patient recall of risks? A prospective randomised study. *Injury*. doi:10.1016/j.injury.2011.06.419

Capítulo 13

Anestesia regional para fratura diafisária de úmero

Aspectos principais do caso
1. Considerações sobre a anestesia regional no paciente em risco de déficits neurológicos.
2. Cateteres no plexo braquial interescaleno.

Apresentação do caso
Um trabalhador de fábrica destro de 35 anos está carregando materiais para uma prateleira quando o armário tomba, prendendo seu braço esquerdo debaixo dele. Ele é libertado imediatamente e levado de ambulância até o hospital, onde é diagnosticado com uma fratura exposta diafisária no terço médio do úmero. Ele está acordado e respirando espontaneamente, sem dor na coluna cervical e com toda a gama de movimentos. Ele não tem outras lesões e está hemodinamicamente estável. Quando questionado, informa que tem dor 7/10 no braço, mas o exame do antebraço e mão esquerda não revelam déficits neurológicos grosseiros ou comprometimento vascular.

Discussão do caso

Quais são as considerações no manejo das fraturas diafisárias de úmero?

As fraturas de úmero compreendem 3% de todas as fraturas e mais comumente ocorrem no terço médio. Se fechadas e não gravemente deslocadas, elas são geralmente tratadas com "brace" funcional, o que tem um resultado muito bom com incapacidade ou deformidade mínima. As indicações para tratamento cirúrgico incluem fraturas expostas, lesão vascular, fraturas intra-articulares e fratura ulnar ipsilateral. Isto é geralmente realizado por meio da aplicação de uma placa, embora a fixação intramedular também seja realizada, frequentemente para fraturas patológicas ou segmentárias.

A paralisia do nervo radial está presente em 16% das fraturas diafisárias umerais. A apresentação é tipicamente pulso pendente, fraqueza da extensão do dedo e parestesias ao longo do dorso do antebraço e da mão. A extensão do cotovelo, em geral, está preservada, uma vez que as ramificações motoras do músculo tríceps se originam antes do sulco espiral. A paralisia do nervo radial por si só não é uma indicação para tratamento operatório, embora a maioria dos cirurgiões ortopédicos opere quando ela se apresenta em combinação com uma fratura aberta. A recuperação é completa em > 85% dos casos em 6 meses.

O cirurgião ortopédico agendou o paciente para uma colocação anterior de placa na fratura e solicita que você forneça anestesia geral para que ele possa avaliar a função do nervo radial imediatamente após a cirurgia.

Qual é a base anatômica para lesão do nervo radial na fratura diafisária de úmero?

O nervo radial se origina do fascículo posterior coluna posterior na axila antes de contornar o úmero no terço médio no sulco do nervo radial entre a cabeça lateral e medial do músculo tríceps. A aproximadamente 10 cm da prega do cotovelo, ele trespassa o septo intermuscular lateral e corre entre os músculos braquiorradial e braquial, emergindo acima do epicôndilo lateral. É a associação íntima com a diáfise umeral no sulco do nervo radial que predispõe o nervo a lesões por compressão ("paralisia do sábado à noite") ou lesões por tração/laceração, como neste caso.

Além da lesão original, o reparo cirúrgico de fraturas umerais também foi associado a lesões no nervo radial em virtude da íntima associação do nervo ao úmero ao longo do terço medial. A dissecção e retração dos músculos e nervo devem ser feitas com cuidado para não esmagar, estirar ou traumatizar o nervo de outra forma.

Pós-operatoriamente, o cirurgião avalia o paciente e o encontra com a função neurológica intacta. Ele recebe a prescrição de analgesia com morfina IV controlada pelo paciente e é enviado para o andar. No primeiro dia após a cirurgia, o paciente se queixa de dor incessante apesar da morfina, e o cirurgião consulta você, visando realizar uma técnica analgésica regional de longa duração.

Você decide fazer um cateter no plexo braquial interescaleno guiado por ultrassom. Quais são as considerações técnicas para realizar esta técnica?

A principal vantagem da orientação por ultrassom para bloqueio do interescaleno não é o sucesso do bloqueio – clínicos relativamente habilidosos em técnicas de estimulação nervosa já possuem uma taxa de sucesso de quase 100%. Em vez disso, é a habilidade de visualizar e visar elementos específicos do plexo braquial (p. ex., o tronco superior) e, portanto: (1) reduzir o volume do anestésico local usado; (2) evitar efeitos colaterais inadvertidos geralmente associados ao bloqueio interescaleno de grande volume (p. ex., síndrome de Horner, bloqueio do nervo laríngeo recorrente); e (3) evitar complicações como punção arterial, pleural ou neural.

Tipicamente, o bloqueio é realizado com o paciente em uma posição semilateral, com a cabeça do paciente voltada para o lado oposto a ser bloqueado (Figura 13.1). Isto é ergonomicamente mais conveniente, especialmente durante uma abordagem em plano pela lateral, em que a agulha está entrando na pele no aspecto posterolateral do pescoço. Uma pequena elevação da cabeça do leito é, com frequência, mais confortável para o paciente.

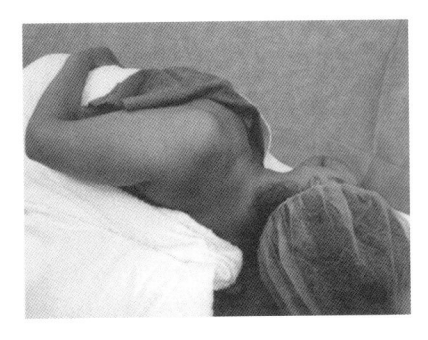

Figura 13.1 Posição semilateral antes de realizar um bloqueio do plexo braquial interescaleno guiado por ultrassom.

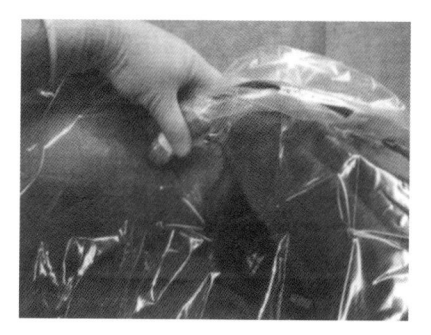

Figura 13.2 Posição do transdutor para bloqueio do plexo braquial interescaleno guiado por ultrassom.

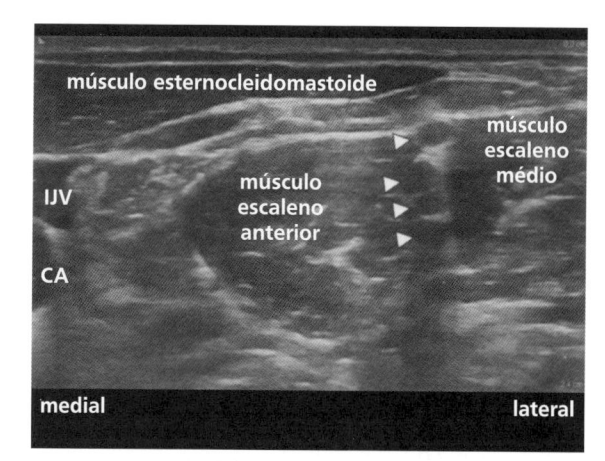

Figura 13.3 Sonoanatomia relevante para bloqueio do plexo braquial interescaleno guiado por ultrassom. As raízes e/ou troncos do plexo braquial *(pontas de seta)* estão localizados entre os músculos escalenos anteriores e médios.
CA, artéria carótida; IJV, veia jugular interna.

Com o paciente na posição correta, a pele é desinfetada, campos estéreis são aplicados e o transdutor é posicionado logo acima da clavícula no seu terço médio no plano transverso (Figura 13.2). O transdutor é, então, deslizado lateralmente ou medialmente para identificar a artéria subclávia e o plexo braquial lateral a ela. Este frequentemente aparece como um feixe de módulos escuros (hipoecoico). Não perdendo o plexo de vista, o transdutor é, então, movimentado lentamente em uma direção cefálica por aproximadamente 4-5 cm ou até que seja obtida uma imagem característica do plexo braquial interescaleno. Isto deve incluir o músculo escaleno anterior e médio e uma "corda" de 3-5 nódulos escuros entre eles (Figura 13.3). A fáscia cervical e os músculos esternocleidomastoides são vistos superficiais ao plexo. O plexo braquial é tipicamente visualizado a 1-3 cm de profundidade.

Uma agulha Tuohy 17-GA isolada de 50 mm é, então, inserida em plano em direção ao plexo braquial, tipicamente em uma direção lateral-para-medial (Figura 13.4), embora a abordagem da agulha medial-para-lateral ou uma abordagem fora do plano também possam ser escolhidas se for mais conveniente. Quando a agulha atravessa o perimísio do músculo escaleno médio, um *click* palpável é frequentemente observado, indicando que a ponta da agulha entrou na bainha do plexo braquial. Deve ser tomado cuidado para não avançar a agulha diretamente em um tronco nervoso, pois os nervos no nível interescaleno são especialmente suscetíveis à lesão mecânica. Em vez disso, a agulha pode, geralmente, ser direcio-

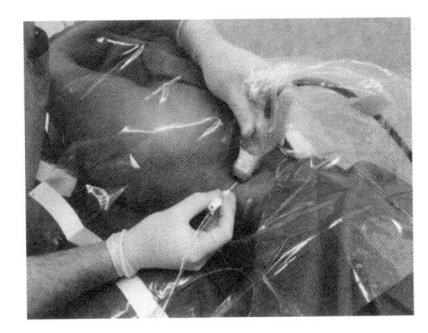

Figura 13.4 Posição do transdutor e da agulha para bloqueio do plexo braquial interescaleno contínuo guiado por ultrassom.

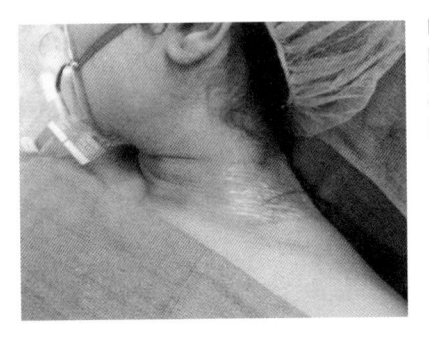

Figura 13.5 Técnica de fixação do cateter para bloqueio do plexo braquial interescaleno contínuo guiado por ultrassom. Observe que o cateter emerge da pele e é preso distante do campo cirúrgico, na parte de trás do pescoço, e aderido à parede torácica contralateral para acesso fácil e seguro.

nada para entrar na bainha entre o tronco superior e médio. Quando é usada estimulação nervosa (0,5 mA, 0,1 ms), a entrada da agulha está frequentemente associada a uma resposta motora do ombro, braço ou antebraço.

Após aspiração cuidadosa, é injetado 1-2 mL de anestésico local para documentar a localização apropriada da ponta da agulha. São usados mais 5-7 mL para "abrir" o espaço para o cateter. O transdutor pode, então, ficar à parte momentaneamente enquanto o cateter é avançado 1-2 cm além da ponta da agulha. Ou então, se um auxiliar estiver presente, ele pode avançar o cateter com luvas estéreis enquanto o seu curso é acompanhado no monitor de ultrassom. Depois que a agulha é removida, a posição final da ponta do cateter deve ser avaliada pela observação da difusão apropriada do anestésico local adicional ou com o uso da função do Doppler colorido.

A pele do pescoço é móvel e existe uma tendência de que os cateteres sejam deslocados se não forem presos adequadamente. Uma pequena quantidade de adesivo tópico como Dermabond™ garantirá que a infusão não vaze para fora do ponto de punção. O cateter deve, então, ser colado ou preso com Tegaderm® na parte de trás do pescoço no lado contralateral, o que o mantém fora do campo cirúrgico e permite o acesso para bolos adicionais durante a cirurgia (Figura 13.5).

Uma infusão de anestésico local de ação prolongada (p. ex., ropivacaína 0,2%, bupivacaína ou levobupivacaína 0,125%) pode ser liberada em um ritmo de 5 mL/h, com um bolo de 5 mL controlado pelo paciente a cada 30-45 minutos.

A dor do paciente está bem controlada depois que o cateter é colocado. Após 48 horas, a infusão é interrompida em preparação para a alta. A enfermeira observa que o paciente tem força reduzida na extensão do pulso comparado com o lado direito. Quando questionado, ele diz que também tem sensibilidade reduzida sobre o dorso da mão, apesar do retorno da função da sensação no território mediano e ulnar.

O que é a síndrome da "dupla compressão"?

A síndrome da "dupla compressão" é uma condição que se acredita ocorrer quando os axônios, tendo sido comprimidos em um ponto ao longo do seu curso, são especialmente suscetíveis à lesão em outro local. Por exemplo, um paciente com obstrução do desfiladeiro torácico e uma plexopatia braquial subclínica pode não relatar sintomas ou disfunção nervosa; no entanto, se o mesmo paciente desenvolver uma síndrome do túnel do carpo indetectável, o insulto neurológico combinado apresenta-se clinicamente. Nem todas as síndromes de dupla compressão são mecânicas por natureza; outros insultos potenciais incluem metabólico (p. ex., diabetes melito, HIV), isquêmico (p. ex., doença vascular periférica) ou tóxico (p. ex., etanol ou certos regimes de quimioterapia). Dois insultos de baixo grau parecem conduzir a maior gravidade geral do que uma lesão em um único lugar. Além disso, o dano é maior do que o efeito aditivo esperado.

A anestesia regional tem o potencial de contribuir para a síndrome da dupla compressão. Os fatores causativos podem incluir trauma mecânico com a agulha, isquemia proveniente de soluções contendo epinefrina ou toxicidade direta dos anestésicos locais. Hebl *et al.* (2006) identificaram que 0,4% dos pacientes com neuropatia preexistente desenvolviam defeitos neurológicos novos ou progressivos após anestesia neuroaxial rotineira, uma taxa que é, pelo menos, 10 vezes mais alta do que a da população geral. Contudo, os bloqueios nervosos periféricos podem não ter o mesmo risco: estudos de bloqueios axilares (injeção única e cateteres) para transposição do nervo ulnar apresentaram uma taxa de complicações neurológicas não diferentes da que ocorre com anestesia geral. Isto é especialmente revelador porque estes pacientes têm, por definição, neuropatia preexistente e estão tendo seus nervos manipulados cirurgicamente, colocando-os em alto risco. Uma explicação para a aparente diferença no risco entre o bloqueio nervoso neuroaxial e periférico pode ser a presença da generosa quantidade de tecido conectivo circundando e dentro da substância dos nervos na axila, comparada com o estado relativamente "bruto" dos nervos no espaço intratecal, embora isto seja hipotético. A Figura 13.6 ilustra a dupla compressão potencial que ocorreu neste caso, com uma lesão traumática subclínica (seja via lesão original ou procedimento operatório) no nervo radial, *mais* um insulto mais proximal no nível do plexo braquial.

Qual é o seu curso de ação agora?

Quando defrontado com uma neuropatia pós-bloqueio, é essencial excluir imediatamente as causas reversíveis primeiro, como lesões vasculares ou relacionadas com a compressão. Outras causas no diferencial incluem um efeito prolongado de uma injeção intraneural, lesão no nervo secundário ao trauma mecânico ou químico (p. ex., agulha ou anestésico local) ou a exacerbação de uma condição neuropática preexistente. Felizmente, a grande maioria das neuropatias agudas resolve-se espontaneamente. No entanto, em alguns casos, vale a pena realizar testes diagnósticos para auxiliar na determinação do prognóstico. O algoritmo para como manejar a neuropatia pós-bloqueio pode ser encontrado no Capítulo 19.

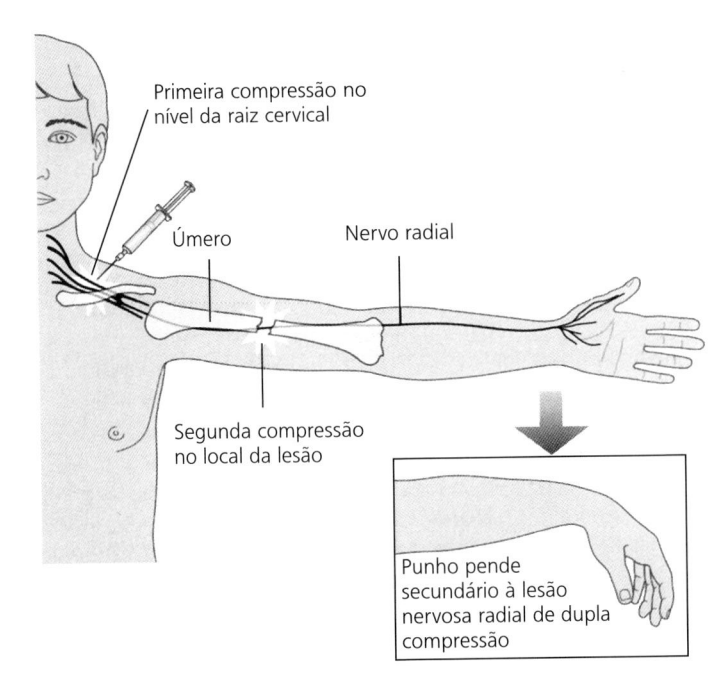

Figura 13.6 Síndrome da dupla compressão. Uma lesão nervosa periférica subclínica preexistente (p. ex., extensão ou compressão) é desmascarada quando um segundo insulto (p. ex., trauma ou toxicidade anestésica local decorrente de um bloqueio nervoso) é aplicado ao mesmo nervo.

Primeira compressão no nível da raiz cervical

Úmero

Nervo radial

Segunda compressão no local da lesão

Punho pende secundário à lesão nervosa radial de dupla compressão

Referências e leitura adicional

Bergman, B. D., Hebl, J. R., Kent, J., Horlocker, T. T. (2003). Neurologic complications of 405 consecutive continuous axillary catheters. *Anesthesia and Analgesia*, **96**, 247-52.

Borgeat, A., Aguirre, J., Curt, A. (2010). Case scenario: neurologic complication after continuous interscalene block *Anesthesiology*, **112**, 742-5.

Childs, S. G. (2003). Double crush syndrome. *Orthopaedic Nursing/National Association of Orthopaedic Nurses*, **22**, 117-21.

Halaszynski, T. M. (2011). Ultrasound brachial plexus anesthesia and analgesia for upper extremity surgery: essentials of our current understanding, 2011. *Current Opinion in Anaesthesiology*, **24**, 581-91.

Hebl, J. R., Horlocker, T. T., Sorenson, E. J., Schroeder, D. R. (2001). Regional anesthesia does not increase the risk of postoperative neuropathy in patients undergoing ulnar nerve transposition. *Anesthesia and Analgesia*, **93**, 1606-11.

Hebl, J. R., Kopp, S. L., Schroeder, D. R., Horlocker, T. T. (2006). Neurologic complications after neuraxial anesthesia or analgesia in patients with preexisting peripheral sensorimotor neuropathy or diabetic polyneuropathy. *Anesthesia and Analgesia*, **103**, 1294-9.

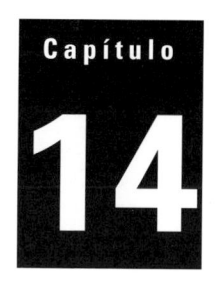

Capítulo 14
Anestesia regional para queimaduras

Aspectos principais do caso
1. Considerações quanto à anestesia regional *versus* anestesia geral para o paciente agudamente queimado.
2. Analgesia regional para troca de curativos e procedimentos de excisão e enxerto.

Apresentação do caso
Uma mulher de 21 anos é trazida ao hospital pela ambulância após ter-se envolvido em uma explosão em um laboratório de metanfetamina que ela e seu namorado operavam em seu porão. Ela tem o que parece ser queimaduras parciais superficiais e/ou profundas no abdome anterior e parte inferior do tórax e em todo o antebraço direito. Ela é ressuscitada com cristaloide no pronto-socorro e transferida para a unidade de queimados para manejo do seu curso agudo pós-queimadura. Ela consegue manter suas vias aéreas desobstruídas, e sua oxigenação e ventilação são aceitáveis, sem evidências de lesão por inalação. Durante suas frequentes trocas de curativos, ela se queixa de dor severa, a qual é inadequadamente tratada com opioides. Além do mais, ela passa por vários episódios de náusea e vômitos que estão associados ao uso de fentanil para estes procedimentos dolorosos.

Discussão do caso
Quais são as prioridades no início do manejo de lesões por queimadura?
Aproximadamente 10% de todas as queimaduras se apresentam com lesões traumáticas adicionais, reforçando a necessidade de aderir a princípios básicos de ressuscitação inicial no trauma.

- **Vias aéreas:** deve ser mantido um alto índice de suspeição para lesão por inalação. O histórico de confinamento em um ambiente que está incendiando ou sinais sugestivos de lesão por inalação (p. ex., pelos nasais chamuscados, escarro carbonoso) devem levar à consideração de *intubação imediata*. A orofaringe age como um dissipador térmico e pode rapidamente inchar com edema, causando perda das vias aéreas.
- **Respiração:** presumir exposição a monóxido de carbono (CO) em pacientes queimados em áreas fechadas; administrar alto fluxo de oxigênio 100%; acompanhar os gases sanguíneos arteriais (ABGs) quanto aos níveis de carboxi-hemoglobina.
- **Ressuscitação com fluidos:** toda queimadura com área total da superfície corporal (TBSA) > 20% requer acesso IV de grande calibre (+/- central) e ressuscitação com 2-4 mL/kg de uma solução salina balanceada para cada 1% da BSA afetada por queimaduras superficiais e totais; em crianças, titular o fluido para manter uma diurese de 1 mL/kg/h. As queimaduras respiratórias representam uma grande área de permeabilidade vascular aumentada e, portanto, uma maior necessidade de fluidos.

Tabela 14.1 Classificação das queimaduras com base na profundidade

Classificação	Profundidade da queimadura	Sinais e sintomas
Primeiro grau	Somente epiderme	Vermelha, dolorosa
Queimadura superficial parcial	Epiderme e derme papilar (superficial)	Rosa, bolhas dolorosas Cura em 2-3 semanas
Queimadura parcial profunda	Derme reticular (profunda)	Pele vermelha e branca Bolhas espessas, frequentemente rompidas Cura em 3-6 semanas
Queimadura total	Profundidade total da derme	Branca, aparência endurecida Não dolorosa Enxerto de pele necessário para curar

Como são avaliadas as lesões por queimadura?

A área da superfície corporal é comumente calculada usando a regra dos noves: a cabeça e os braços são 9% cada, as pernas e o torso anterior/posterior são 18% cada, e a genitália/períneo é 1%. Os bebês têm proporcionalmente cabeças maiores (18%) e pernas menores (14%). A profundidade da queimadura é classificada conforme apresentado na Tabela 14.1.

Quais são as características da dor relacionada com queimaduras? Como a dor da queimadura é tratada?

A dor relacionada com lesões por queimadura pode variar de leve a debilitante, dependendo da área envolvida e da profundidade da queimadura. Os nociceptores da pele que não são destruídos transmitem dor imediatamente após a lesão e a percepção de dor é complicada pela hiperalgesia primária e secundária, que ocorre no nível da ferida e espinal, respectivamente. Após ressuscitação e admissão, os pacientes se submetem a inúmeros procedimentos, como trocas de curativos, desbridamento do ferimento, fisioterapia e enxerto de pele, cada um dos quais desencadeia uma nova cascata de impulsos dolorosos. Este padrão de procedimentos dolorosos rápidos e intensos sobrepostos na dor constante presente em repouso e nos movimentos moderados faz com que a analgesia efetiva seja desafiadora nestes pacientes. Tais procedimentos podem, ocasionalmente, ser suficientemente severos para requererem anestesia geral ou sedação profunda na ICU ou bloco cirúrgico. Isto é desvantajoso por inúmeras razões, e a não menos importante delas é a frequente interrupção da nutrição enteral para manter os pacientes em NPO no momento em que a sua demanda metabólica é supranormal.

Os opioides continuam sendo a base do manejo da dor na unidade de queimados. Embora infusões de opioides de longa duração sejam frequentemente requeridas, os opioides de curta duração e tituláveis como o remifentanil podem ser ideais para estímulos rápidos e intensos. Outros adjuntos que foram usados com eficácia incluem o acetaminofeno, lidocaína intravenosa, óxido nitroso, dexmedetomidina, gabapentina e amitriptilina. Os NSAIDs são comumente ministrados, mas devem ser usados com cautela naqueles pacientes com hemóstase alterada e grandes áreas a serem enxertadas, pois a inibição das plaquetas pode levar a sangramento excessivo. Os anestésicos locais tópicos foram defendidos por alguns, mas seu uso está limitado ao tamanho da área afetada (< 25% da BSA é recomendado) e do potencial para toxicidade sistêmica.

Quais são as vantagens e desvantagens da anestesia regional no paciente queimado?

Existem muitos desafios ao uso da anestesia regional no paciente queimado. Estes pacientes são especialmente propensos à infecção em virtude da perda da função de barreira da pele e de uma resposta imunológica alterada. Como tal, procedimentos percutâneos como os bloqueios nervosos devem ser escolhidos com cuidado, particularmente se um cateter localizado deve ser usado. Os cateteres não devem ser colocados através da pele queimada. As queimaduras resultam em um estado hipercoagulável, e os bloqueios profundos ou técnicas analgésicas neuroaxiais são, em geral, seguros, a menos que o paciente desenvolva anormalidades de coagulação em virtude de sepse ou profunda perda de sangue sem substituição do fator.

Em decorrência da natureza repetitiva da dor procedural na unidade de queimados, as técnicas com uma única injeção não são ideais. Cateteres periféricos e neuroaxiais contínuos proporcionam os meios para fornecer analgesia contínua e incidental. A concentração de anestésico local para infusão contínua é geralmente a variação analgésica (p. ex., ropivacaína 0,2%, bupivacaína 0,125%). Para procedimentos severamente dolorosos, *bolus* de anestésicos locais de ação curta e intermediária em concentrações mais altas proporcionam as condições ideais (p. ex., lidocaína 1,5-2%).

As vantagens de evitar a sedação profunda e anestesia geral para procedimentos rápidos de CNS devem ser óbvias e são discutidas em outro lugar. Como estes pacientes frequentemente requerem grandes doses de opioides, efeitos colaterais como náusea e vômitos, depressão respiratória e constipação são frequentes. Qualquer técnica que reduza a dependência destas drogas deve ser encorajada. Boa parte da morbidade em pacientes queimados relaciona-se com a resposta profunda de estresse e os efeitos resultantes no metabolismo, cura das feridas e função imune. O bloqueio neural de uma área discretamente queimada pode reduzir substancialmente a aferência nociceptiva do CNS, o que pode melhorar o perfil global de recuperação. Por exemplo, Pedersen *et al.* (1996) demonstraram que o bloqueio neural reduz a incidência de hiperalgesia após lesão térmica. Para procedimentos de enxerto de pele, a analgesia regional resulta em vasospasmo e trombose local reduzidos, efeitos que são prejudiciais à função do enxerto.

No 1º dia, a paciente se queixa de dor extrema com as trocas de curativos no tórax, abdome e antebraço. Você é consultado quanto às possíveis opções analgésicas regionais.

Quais são as opções neste caso?

Para as queimaduras na parede abdominal anterior e parte inferior do tórax, as opções práticas estão limitadas a uma técnica epidural ou bloqueio paravertebral bilateral contínuo. Os bloqueios intercostais podem ser efetivos, mas requerem múltiplos níveis (↑ risco de pneumotórax). Contanto que não haja contraindicações a uma técnica neuroaxial, como coagulopatia ou infecção local, é provavelmente mais simples colocar um cateter epidural torácico. O local de inserção deve ser escolhido com base na metade estimada da distribuição dermatômica afetada (provavelmente aproximadamente T6-7 neste caso).

As opções são mais amplas para analgesia do antebraço, pois pode ser usada qualquer abordagem do plexo braquial. Para o que poderia ser uma técnica prolongada com cateter, a abordagem infraclavicular tem a vantagem de melhor conforto para o paciente (*versus* interescalênica) e é facilmente fixada à parede torácica anterior com pouca pele móvel (*versus* axilar e supraclavicular).

Contanto que não haja pele lesionada localmente na região infraclavicular lateral, esta deve ser uma boa opção.

No 7º dia após a lesão, a paciente é considerada suficientemente estável para ser transferida para o bloco cirúrgico para excisão da pele queimada e para enxerto autólogo da coxa para o antebraço. A epidural foi removida no dia 4.

Você decide acrescentar um cateter no nervo femoral usando orientação por ultrassom. Quais são as sugestões técnicas para isto?

Os princípios gerais da colocação do cateter femoral contínuo são similares a um bloqueio femoral com uma única injeção.

- Um transdutor linear é colocado na prega inguinal em uma orientação transversal e os vasos e nervos femorais são identificados (veja a descrição completa no Capítulo 11).
- Embora uma agulha Tuohy de 50 mm seja frequentemente de comprimento suficiente para alcançar o nervo a partir da superfície, uma agulha mais longa (p. ex., 10 cm) possibilita uma punção na pele a vários centímetros lateral ao transdutor. Isto ajuda de duas maneiras: (1) cria um caminho mais superficial da agulha até o nervo, proporcionando uma imagem melhor da agulha no monitor de ultrassom; e (2) resulta em um comprimento maior do cateter sob a pele e, em particular, dentro dos músculos sartório e ilíaco. Isto reduz a probabilidade de deslocamento do cateter posteriormente.
- Depois que a ponta da agulha está adjacente ao nervo, um pequeno *bolus* (5-7 mL) de anestésico local é administrado para "abrir" o espaço e confirmar a colocação correta. O transdutor pode, então, ser deixado à parte brevemente enquanto o cateter é avançado 1-2 cm além da ponta da agulha (é importante saber antecipadamente quais marcas no cateter se equiparam à emergência do cateter através da ponta da agulha à medida que ela é avançada).
- A agulha é removida, e a área femoral é visualizada novamente com o transdutor. Com frequência, o cateter não pode ser visualizado, mas a sua posição pode ser inferida através do *bolus* de anestésico local e pela observação da difusão próxima ao nervo. A função do Doppler colorido também é útil para isso (Figura 14.1). Ocasionalmente, o cateter terá que ser retirado vários centímetros quando a ponta tiver sido colocada inadvertidamente

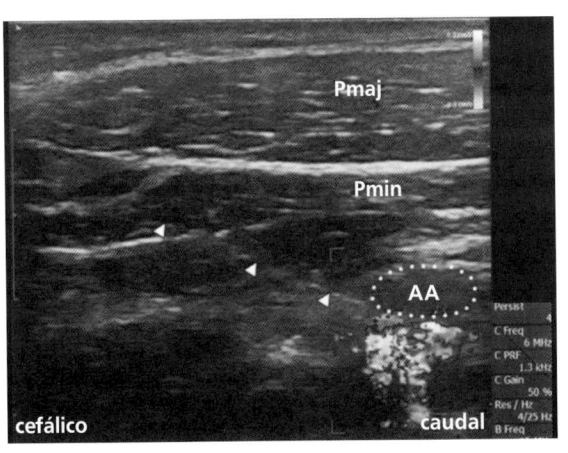

Figura 14.1 Posição do cateter após bloqueio do plexo braquial infraclavicular guiado por ultrassom. O cateter pode ser visto em vários pontos ao longo do seu curso *(pontas de seta),* mas a ponta não está bem definida. O Doppler colorido é usado para destacar a sua posição, a qual, neste caso, é profunda na artéria axilar (AA). Isto deve resultar em um bloqueio efetivo. Pmaj, músculo peitoral maior; Pmin, músculo peitoral menor.

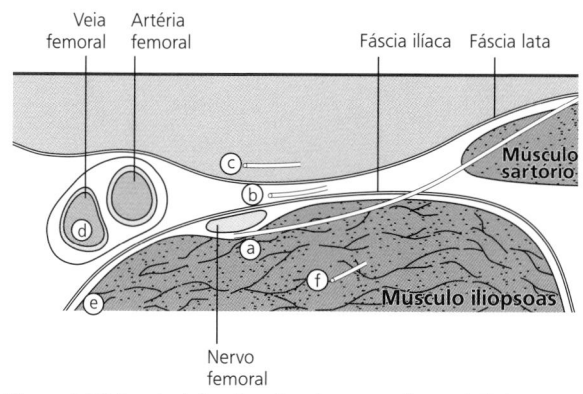

Figura 14.2 Possíveis localizações do cateter femoral. Colocação correta adjacente ao nervo e profundamente na fáscia ilíaca representada pela posição (a). As posições (b) e (c) são superficiais à fáscia e resultarão em um bloqueio pobre, se ocorrer bloqueio. Deve ser tomado cuidado para não empurrar o cateter para muito longe e penetrar em um vaso (d). Igualmente, a desatenção à posição final da ponta do cateter pode resultar na falha do bloqueio em virtude do excessivo posicionamento medial (e) ou intramuscular (f).

muito medialmente ou muito profundamente. É recomendado que o cateter seja retirado 1 cm por vez, seguido por um pequeno *bolus*, para que o cateter não seja deslocado do plano correto.
- É essencial para o sucesso do bloqueio que a ponta do cateter se localize abaixo da fáscia ilíaca (Figura 14.2). Existem muitos lugares "errados" onde pode ficar a ponta do cateter, alguns dos quais são inseguros (p. ex., na veia) e alguns dos quais simplesmente resultam em uma falha do bloqueio (p. ex., subcutâneo), salientando a necessidade da confirmação visual por meio de ultrassom.
- O cateter é preso e conectado a uma bomba de infusão programada para infundir a 5 mL/h com um *bolus* controlado pelo paciente de 5 mL a cada 30-45 minutos.

Existem riscos particulares para a infusão de anestésicos locais através de dois cateteres nos nervos periféricos em pacientes queimados?

Os cateteres nos nervos periféricos são, frequentemente, usados em combinação para alívio de lesões distantes em pacientes com trauma e para otimizar a analgesia da extremidade inferior após cirurgia eletiva (p. ex., cateteres femoral e ciático após artroplastia total do joelho). A preocupação principal com as infusões contínuas de ropivacaína é a toxicidade sistêmica, embora os casos relatados na literatura sejam raros. Múltiplos fatores desempenham um papel na probabilidade de desenvolvimento de toxicidade, incluindo comorbidades do paciente (p. ex., acidose), erros técnicos (p. ex., falha em aspirar) ou um grau relativo de absorção sistêmica causado pela vascularidade no ponto de administração (p. ex., intercostal é alto, ciático é baixo).

Provavelmente, a melhor evidência da segurança de múltiplos cateteres provém da experiência militar. Plunkett e Buckenmaier (2008), por exemplo, relataram o caso de um soldado que recebeu infusões de ropivacaína 0,2% através de três cateteres simultâneos (cateter ciático bilateral mais um cateter femoral) continuamente durante 2 semanas. O paciente recebeu uma infusão contínua total de 30 mL/h mais 10 mL a cada 30 minutos, quando necessário, e tolerou a terapia sem evidências de sintomas ou sinais tóxicos.

Quando é administrada ropivacaína intravenosamente, o limiar para detecção de sintomas neurológicos foi estimado em aproximadamente 2,2 mcg/mL (total) e 0,15 mcg/mL (fração não ligada). No relato acima, a ropivacaína plasmática total recebida às 24 horas após o início da infusão foi medida em 5,792 mcg/mL, enquanto que a fração não ligada foi < 0,1 mcg/mL. É provável que a fração não ligada seja responsável pelos poucos casos de toxicidade após grandes doses e/ou infusões contínuas. A glicoproteína ácida alfa-1 (AAG) é a proteína plasmática que se liga aos anestésicos locais. Como um reagente de fase aguda, os níveis de AAG são, significativamente, elevados em queimaduras (e traumas em geral), um efeito que dura no mínimo 20 dias. Isto pode proporcionar uma margem crescente de segurança durante grandes infusões nestes pacientes.

Praticamente falando, é difícil medir os níveis de ropivacaína e, portanto, os julgamentos sobre a adequação e/ou duração dos múltiplos cateteres devem ser feitos levando em consideração todos os fatores acima. Uma forma adicional de aumentar potencialmente a margem de segurança de múltiplos cateteres é reduzir a taxa de infusão contínua e se apoiar mais (ou completamente) na função do *bolus*. Por exemplo, um cateter femoral com *bolus* com 10-12 mL de 0,2% de ropivacaína deve fornecer analgesia por, no mínimo, 4-6 horas, reduzindo efetivamente a dosedurante este período de tempo em 40-50 mL.

Referências e leitura adicional

Bleckner, L. L., Bina, S., Kwon, K. H. *et al.* (2010). Serum ropivacaine concentrations and systemic local anesthetic toxicity in trauma patients receiving long-term continuous peripheral nerve block catheters. *Anesthesia and Analgesia*, **110**, 630-4.

Cuignet, O., Pirson, J., Boughrouph, J., Duville, D. (2004). The efficacy of continuous fascia iliaca compartment block for pain management in burn patients undergoing skin grafting procedures. *Anesthesia and Analgesia*, **98**, 1077-81.

Dadure, C., Acosta, C., Capdevila, X. (2004). Perioperative pain management of a complex orthopedic surgical procedure with double continuous nerve blocks in a burned child. *Anesthesia and Analgesia*, **98**, 1653-5.

Gupta, A., Bhandari, P. S., Shrivastava, P. (2007). A study of regional nerve blocks and local anesthetic creams (Prilox) for donor sites in burn patients. *Burns: Journal of the International Society for Burn Injuries*, **33**, 87-91.

Karacalar, A., Karacalar, S., Uçkunkaya, N., Sahin, S., Ozcan, B. (1998). Combined use of axillary block and lateral femoral cutaneous nerve block in upper-extremity injuries requiring large skin grafts. *The Journal of Hand Surgery*, **23**, 1100-5.

Pedersen, J. L., Crawford, M. E., Dahl, J. B., Brennan, J., Kehlet, H. (1996). Effect of preemptive nerve block on inflammation and hyperalgesia after human thermal injury. *Anesthesiology*, **84**, 1020-6.

Plunkett, A. R., Buckenmaier, C. C., 3rd. (2008). Safety of multiple, simultaneous continuous peripheral nerve block catheters in a patient receiving therapeutic low-molecular-weight heparin. *Pain Medicine (Malden, Mass.)*, **9**, 624-7.

Richardson, P., Mustard, L. (2009). The management of pain in the burns unit. *Burns: Journal of the International Society for Burn Injuries*, **35**, 921-36.

Capítulo 15

Anestesia regional, trauma abdominal penetrante e sepse

Aspectos principais do caso

1. Papel da anestesia/analgesia epidural e bloqueio da bainha do reto para laparotomia exploratória após trauma penetrante.
2. Síndrome compartimental abdominal.
3. Manejo de um cateter epidural no paciente séptico.

Apresentação do caso

Um homem de 22 anos apresenta um ferimento com arma de fogo no abdome após uma discussão com um vizinho. Seus sinais vitais na chegada são BP 135/87, HR 106 bpm, RR 24, T 36,5°C e SpO$_2$ 100% com máscara facial. Ele mantém as vias aéreas desobstruídas e não tem outras lesões óbvias. Ele nega qualquer histórico médico, mas admite o uso regular de heroína. A trajetória da bala parece ser tangencial através da cavidade abdominal, entrando pela parede abdominal anterolateral esquerda e saindo pelo lado direito. Ele é levado com urgência para a sala de cirurgia, onde se submete a uma laparotomia exploratória sob anestesia geral. Identifica-se que a bala perfurou o cólon descendente e o intestino delgado, ambos os quais são reparados primariamente. A perda sanguínea durante a cirurgia foi de 900 mL, e o paciente foi ressuscitado com 5L de cristaloide. Ele é extubado sem intercorrências e transferido para a ICU, onde se queixa de dor severa no abdome, apesar de um total de 3 mg de hidromorfina na última hora.

Discussão do caso

Quais são as opções analgésicas regionais para o manejo da dor após trauma abdominal?

A parede abdominal é inervada pelos ramos primários anteriores de T7-L1. Estes nervos emergem de seu respectivo forame intervertebral e viajam entre a segunda e a terceira camada muscular no tórax (intercostal interno e profundo) e abdome (oblíquo interno e transverso do abdome) antes de terminar na linha média. Os bloqueios regionais podem ser realizados com eficácia na maioria dos pontos ao longo do seu curso (Tabela 15.1).

Quais são as falhas da analgesia epidural no trauma abdominal?

- **Coagulopatia:** uma complicação rara, porém devastadora, da analgesia epidural é o hematoma espinal. A sua real incidência é desconhecida; estimativas recentes o situam em 1: 150.000 após anestesia epidural, mas estes dados foram em boa parte coletados antes do uso rotineiro de tromboprofilaxia peroperatória (p. ex., heparina de baixo peso molecular). Pacientes com trauma são, frequentemente, coagulopáticos por hipotermia e/ou perda

Tabela 15.1 Opções analgésicas regionais para trauma da parede abdominal

Abordagem	Vantagens	Desvantagens	Distribuição
Analgesia epidural torácica (TEA)	Bloqueio padrão ouro para abdome Bilateral Titulável ao nível desejado Contraindicada se coagulopatia, hipovolemia ou paciente irresponsivo	Contraindicada se coagulopatia, hipovolemia severa (p. ex., pacientes com muitos traumas) Controversa em pacientes inconscientes (possível ↑ risco de dano neural sem capacidade de alerta)	
Paravertebral	Excelente bloqueio unilateral *ou* bilateral Menos hipotensão do que epidural Pode ser realizada com segurança em pacientes com diátese hemorrágica ou pacientes inconscientes Titulável ao nível desejado se usada técnica com cateter	Dois (*versus* um) cateteres devem ser colocados para obter bloqueio bilateral Se usada técnica de injeção única, *múltiplas* injeções (p. ex., 5-10 ou mais) necessárias dependendo de um *versus* dois lados, número de dermatomos desejados etc.	
Bloqueio do plano transversal abdominal (TAP block)	Pode fornecer controle leve-moderado da dor para alguns procedimentos abdominais Técnica com cateter contínuo possível Pode ser realizada com segurança em pacientes com diátese hemorrágica ou em pacientes inconscientes Sem preocupações em relação a: hipotensão	Área de cobertura variável e depende da abordagem (i. e., subcostal *versus* suprailíaca etc.). A abordagem comumente descrita (entre crista ilíaca e margem costal) pode não proporcionar anestesia	
Bloqueio da bainha do reto	Bom controle da dor para incisões medianas periumbilicais e de comprimento moderado Relativamente segura, especialmente se realizada com ultrassom Sem preocupações em relação a: pacientes inconscientes, hipotensão	Área menor de analgesia comparada com outros bloqueios abdominais	

sanguínea massiva e podem continuar a desenvolver hemóstase agravada por lesão hepática ou hipoperfusão, sepse ou coagulação intravascular disseminada. As Diretrizes da América do Norte e Europa sugerem evitar a colocação ou remoção de cateteres epidurais com INR > 1,5.
- **Hipotensão:** anestésicos epidurais locais (LAs) causam simpatólise, e quanto maior o volume/taxa infundido, maior o grau esperado de hipotensão arterial. Isto pode, com frequência, ser mitigado com o uso de vasopressores, mas a analgesia epidural deve ser usada com cautela em pacientes que são hipovolêmicos ou mal ressuscitados.
- **Prejuízo neurológico:** o conhecimento convencional sugere que os cateteres epidurais não devem ser inseridos em pacientes que estão inconscientes ou não podem responder apropriadamente, pelo temor de inadvertidamente causar danos à coluna vertebral. Esta é uma afirmação controversa, já que a capacidade de um paciente acordado relatar parestesias no caso do contato agulha/coluna não é de 100% (ver Capítulo 17). Contudo, a maioria dos clínicos em um contexto de trauma irá esperar até que o paciente possa comunicar-se antes de colocar um epidural. A analgesia epidural torácica (TEA) deve ser evitada em pacientes com lesão na cabeça ou lesão na coluna lombar, uma vez que ela complica a avaliação neurológica.

O exame do sangue pós-operatório mostra uma hemoglobina de 9,5 mg/dL e tempo de protrombina (PT) normal e tempo de tromboplastina (PTT) parcial. Você decide colocar um cateter epidural para analgesia.

Onde deve ser colocado o epidural? Que medicações devem ser infundidas?

O ponto de inserção de um epidural sempre deve combinar com a incisão. Neste caso, a laparotomia na linha média se estende acima e abaixo do umbigo por vários centímetros. Portanto, um ponto de inserção de T9-10 é melhor, já que resultará em uma banda discreta de analgesia apenas nos dermatomas requeridos, enquanto poupa os dermatomas lombar e sacral. Pacientes com epidurais torácicos podem, com frequência, ainda ter uso das suas pernas e podem evitar a cateterização urinária prolongada, pois a retenção causada pelo bloqueio sacral é evitada.

O objetivo aqui é analgesia, não anestesia. Como ocorre com todas as técnicas regionais, deve ser usada a concentração efetiva mais baixa de LA. A ropivacaína 0,2% ou bupivacaína 0,125% são boas opções. A adição de fentanil 4 mcg/mL proporciona um aumento na qualidade da analgesia e reduz a quantidade geral de LA requerida.

Após a colocação do epidural, o paciente parece mais confortável. Entretanto, 16 horas mais tarde, a condição do paciente se deteriora, com um decréscimo na sua diurese e progressiva dificuldade respiratória por 2 horas.

O que é a síndrome compartimental abdominal (ACS)?

ACS se refere à disfunção orgânica causada pela hipertensão intra-abdominal. Ela é mais comumente diagnosticada em pacientes com trauma, com uma incidência de 1-15%. A pressão intra-abdominal (IAP) é geralmente 5-7 mmHg e é considerada anormal se > 12 mmHg. Acima deste limiar, a perfusão abdominal começa a sofrer e resulta na disfunção orgânica, particularmente do intestino, rins e fígado. A IAP aumentada também resulta em retorno venoso reduzido, débito cardíaco e ventilação alveolar, os quais se combinam para piorar a perfusão e a acidose. A pressão intracraniana é frequentemente elevada na ACS, e a complacência intra-abdominal reduzida resulta, com frequência, em complicações no ferimento.

O diagnóstico se baseia na medida da IAP, uma vez que o exame físico é insensível e os estudos de imagem também são inúteis. Isto é tipicamente feito através da transdução da porta de aspiração de um cateter Foley fixado e infundido em solução salina. O tratamento consiste de seguir passo a passo conforme ditado pela IAP e/ou disfunção orgânica.

1. Evacuar os conteúdos intraluminais (sonda retal/nasogástrica, enemas, interromper alimentação enteral).
2. Evacuar lesões que ocupam o espaço intra-abdominal (p. ex., drenagem percutânea).
3. Melhorar a complacência da parede abdominal (sedação/anestesia/bloqueio neuromuscular, considerar posição de Trendelenburg inversa).
4. Otimizar a administração de fluidos (objetivo: equilíbrio de fluidos zero a negativo; também considerar solução salina hipertônica, ultrafiltração).
5. Otimizar a perfusão do tecido (ressuscitação com fluidos dirigida para o objetivo → fluidos/vasopressores para manter a perfusão abdominal [pressão arterial média (MAP) – IAP] > 60 mmHg).
6. Considerar a descompressão cirúrgica e o fechamento temporário da parede abdominal se IAP > 20 mmHg e refratária ao manejo médico.

Identifica-se que o paciente tem uma IAP de 23 mmHg. Ele é levado à sala de cirurgia e é realizada uma laparotomia descompressiva.

O epidural deve ser usado como parte do anestésico?

Não. A morbidade e a mortalidade relacionadas com ACS é proporcional ao grau de hipoperfusão dos vários órgãos. A simpatectomia inevitável associada a um epidural torácico reduzirá ainda mais a pressão arterial, reduzindo, assim, a pressão da perfusão abdominal. Este paciente também está sofrendo de insuficiência respiratória e requer intubação endotraqueal, portanto, o benefício obtido com analgesia epidural continuada é mínimo.

Quais são as considerações anatômicas referentes ao bloqueio da bainha do reto? Os cateteres da bainha do reto podem ser colocados antes do fechamento do abdome?

- A bainha do reto engloba os músculos reto abdominais e contém os ramos anteriores dos seis nervos torácicos inferiores (T7-12). Ela é formada pelas aponeuroses dos três músculos abdominais laterais, o oblíquo externo, o oblíquo interno e o transverso do abdome (Figura 15.1).
- Abaixo da linha arqueada (localizada aproximadamente no nível da espinha ilíaca superior anterior), a parede posterior da bainha do reto é deficiente, pois todas as três camadas aponeuróticas viajam anterior aos músculos do reto.
- Cada um dos nervos entra na bainha do reto pelo lado lateral e viaja até o músculo antes de desviar anteriormente e puncionar a parede anterior da bainha para abastecer a pele do abdome central. O bloqueio da bainha do reto envolve a administração de LA no músculo do reto em cada lado dentro da bainha. Este bloqueio proporciona excelente analgesia

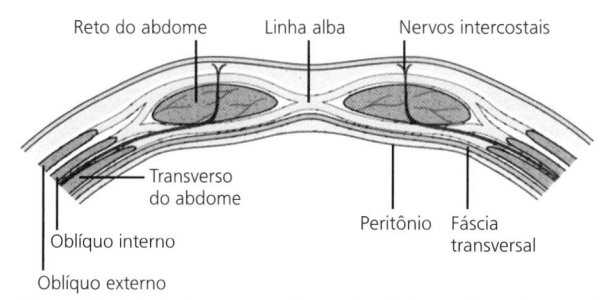

Figura 15.1 Seção transversa da parede abdominal anterior mostrando a musculatura retoabdominal e os nervos intercostais que viajam através dela.

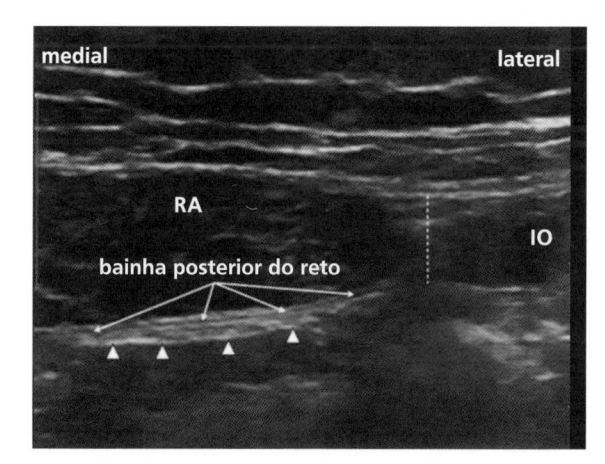

Figura 15.2 Sonoanatomia relevante para o bloqueio da bainha do reto. A bainha do reto envelopa o músculo reto do abdome (RA) e cria um espaço potencial imediatamente ao fundo da parede posterior do músculo pélvico. Deve ser tomado cuidado para não puncionar a bainha, pois o peritônio (pontas de seta) está em grande proximidade. Lateral ao RA, pode ser vista a aponeurose dos músculos laterais da parede abdominal (linha pontilhada) e o músculo oblíquo interno (IO).

para procedimentos em torno da linha média, mas não se estende lateralmente à linha semilunar (a borda lateral dos músculos reto do abdome).
- A ultrassonografia tornou os bloqueios da bainha do reto bastante seguros e fáceis. O transdutor é colocado lateral ao umbigo e é localizado o músculo reto do abdome dentro da bainha (Figura 15.2). O Doppler colorido sempre deve ser usado para identificar a artéria epigástrica inferior que viaja dentro da bainha para evitar punção.
- Uma agulha de bisel curto é, então, avançada em plano ou fora do plano através do músculo reto. Quando a agulha se aproxima da parede posterior da bainha, pequenos *bolus* intermitentes de injetado devem ser liberados para confirmar a localização da ponta da agulha (o peritônio se localiza diretamente abaixo da bainha posterior).
- Após a aspiração negativa, são administrados 20 mL de LA por lado, o que deve resultar no bloqueio de T8-T12. Ropivacaína 0,2% ou bupivacaína ou levobupivacaína 0,125% são boas opções.
- Alternativamente, os cateteres podem ser colocados usando um kit de cateteres epidurais padrão ou *kit* de cateteres nervosos periféricos. Depois de assegurada a posição correta da ponta da agulha, são administrados 5 mL de LA, e o cateter é avançado 1-2 cm além da ponta da agulha. Após a aspiração negativa, a posição da ponta é confirmada pela visualização no ultrassom da difusão adicional com a injeção. Os cateteres são fixados, conecta-

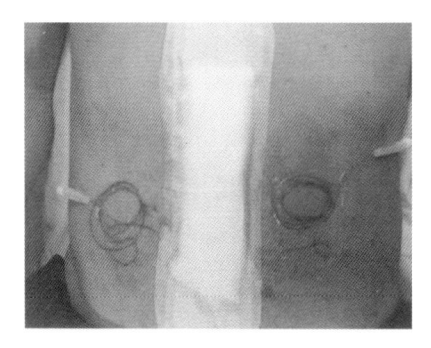

Figura 15.3 Paciente com cateteres bilaterais na bainha do reto após laparotomia mediana.

dos às bombas de infusão programadas para infundir a 8-10 mL/h (para cada lado) (Figura 15.3).
- Os cateteres na bainha do reto também podem ser colocados pelo cirurgião antes do fechamento usando a mesma agulha e *kit* de cateteres. Pela palpação da bainha posterior de dentro do abdome, a agulha é direcionada percutaneamente até o plano superficial aos seus dedos e o cateter é avançado.

O paciente retorna à ICU intubado, mas a sua condição continua a piorar. No 3° PO, seu ritmo cardíaco é 112 bpm, BP 89/48 mmHg, e sua temperatura é 39,2°C. O exame laboratorial mostra um PT (INR 1,9) e nível de lactato elevados, redução nas plaquetas e fibrinogênio e a presença de dímeros D. O cateter peridural permanece no local, mas não foi usado desde o diagnóstico de ACS.

Que impacto a anestesia/analgesia epidural tem no resultado em pacientes sépticos?

O benefício da anestesia epidural na sepse permanece desconhecido, embora a ideia de fazer uma simpatectomia e o crescente índice cardíaco seja teoricamente atraente, poucos dados humanos estão disponíveis, e os dados animais são um tanto contraditórios. Em um modelo com ratos sépticos, TEA teve um efeito benéfico na integridade endotelial pulmonar na fase hiperdinâmica da sepse, mas não na sepse hipodinâmica (tardia). Dois estudos recentes em ovelhas com endotoxemia sugerem que TEA é seguro e pode melhorar a perfusão renal. Entretanto, inúmeros outros estudos não conseguem mostrar benefício ou, de fato, demonstram mortalidade piorada com TEA em sepse.

Uma preocupação neste contexto é o risco de abscesso epidural. Quando questionados sobre um paciente hipotético com uma perfuração no intestino que apresentava febre e uma contagem elevada de células sanguíneas brancas, mas era hemodinamicamente estável, somente 27% dos anestesistas no Reino Unido realizariam uma epidural para analgesia. A razão mais comum para evitar era o temor de abscesso epidural, embora o risco de sepse sistêmica, nesta complicação, seja desconhecido. O organismo mais comum que causa abscessos epidurais é o *Staphylococcus aureus*. O risco de desenvolvimento de um abscesso espinal relacionado com sepse Gram-negativa pode, por esta razão, ser muito pequeno. Por outro lado, o benefício ao sistema pulmonar da analgesia epidural está bem documentado, e a análise do risco-benefício deve ser realizada para cada paciente individual. Por exemplo, TEA é usado frequentemente e com segurança para decorticação do empiema e, frequentemente, permite a extubação precoce em uma população em risco de ventilação mecânica prolongada.

O que deve ser feito quanto à remoção do cateter neste paciente com coagulação intravascular disseminada?

Embora as técnicas epidurais sejam a priori contraindicadas em coagulopatia, ocasionalmente ocorre hemóstase prejudicada enquanto um cateter está *in situ*. O dilema, neste paciente, está entre esperar para remoção até que a coagulopatia se resolva (porém aumentando o risco de abscesso epidural ou migração do cateter para dentro de um vaso) ou prosseguir com a pronta remoção. Foram relatados casos de remoção do cateter epidural após anticoagulação sistêmica resultando em hematomas espinais. No entanto, uma vez que o cateter já não é mais útil, pois um bloqueio com LA confundiria o diagnóstico de hematoma espinal, a estratégia balanceada ideal é removê-lo. O risco de abcesso epidural aumenta diretamente com a duração da cateterização, assim como o risco de migração para dentro de uma veia epidural, o que pode ser uma fonte de sangramento espinal, e isto provavelmente supera o risco relativamente pequeno de hematoma espinal pela remoção do cateter.

A remoção do cateter pode ser precedida pela administração de plasma e/ou crioprecipitado para que os fatores de coagulação e o fibrinogênio, respectivamente, sejam transitoriamente reabastecidos. Após a remoção, o paciente deve passar por exames neurológicos frequentemente (p. ex., a cada 2 h) durante as primeiras 24 horas, e o limiar para obtenção de imagem espinal deve ser baixo. Obviamente, a avaliação neurológica é difícil no paciente intubado e/ou inconsciente; nestes casos, retardar a remoção pode ser aconselhável até o momento, em que o paciente possa cooperar com o exame motor. Caso o paciente, em qualquer momento, apresente evidências de deterioração neurológica na extremidade inferior, deve ser realizado imediatamente um IMR espinal e um neurocirurgião deve ser consultado para avaliação e possível laminectomia descompressiva.

Leitura adicional

Balogh, Z. J., van Wessem, K., Yoshino, O., Moore, F. A. (2009). Postinjury abdominal compartment syndrome: are we winning the battle? *World Journal of Surgery*, 33, 1134-41.

Daudel, F., Bone, H.-G., Traber, D. L. *et al.* (2006). Effects of thoracic epidural anesthesia on hemodynamics and global oxygen transport in ovine endotoxemia. *Shock (Augusta, Ga.)*, 26, 615-19.

Daudel, F., Ertmer, C., Stubbe, H. D. *et al.* (2007). Hemodynamic effects of thoracic epidural analgesia in ovine hyperdynamic endotoxemia. *Regional Anesthesia and Pain Medicine*, 32, 311-16.

Kotzé, A., Hinton, W., Crabbe, D. C. G., Carrigan, B. J. (2007). Audit of epidural analgesia in children undergoing thoracotomy for decortication of empyema. *British Journal of Anaesthesia*, 98, 662-6.

Mutz, C., Vagts, D. A. (2009). Thoracic epidural anesthesia in sepsis – is it harmful or protective? *Critical Care (London, England)*, 13, 182.

Nightingale, J. J., Burmeister, L., Hopkins, D. (2011). A national survey of the use of epidural analgesia in patients with sepsis undergoing laparotomy. *Anaesthesia*, 66, 311-12.

Rizoli, S., Mamtani, A., Scarpelini, S., Kirkpatrick, A. W. (2010). Abdominal compartment syndrome in trauma resuscitation. *Current Opinion in Anaesthesiology*, 23, 251-7.

Sprung, J., Cheng, E. Y., Patel, S. (1992). When to remove an epidural catheter in a parturient with disseminated intravascular coagulation. *Regional Anesthesia*, 17, 351-4.

Capítulo 16

Anestesia regional no paciente obeso lesionado

Aspectos principais do caso
1. Considerações quanto à anestesia regional na obesidade.
2. O uso de anestesia regional no contexto das vias aéreas muito difíceis.

Apresentação do caso
Uma mulher de 43 anos é trazida ao hospital por ambulância após um acidente frontal com veículo automotor (MVA) em que ela era a motorista. Ela não estava usando o cinto de segurança, mas os airbags foram acionados. As lesões consistem de uma concussão leve, abrasões no rosto e antebraço, duas fraturas de costela no lado direito e o que parece ser um deslocamento posterior da coxa direita. Seus sinais vitais estão estáveis atualmente, e ela parece não ter outras lesões que ameacem a vida ou que sejam sérias, embora esteja queixando-se de dor severa na coxa direita e pélvis. Ela é obesa, com peso e altura de 115 kg (253 libras) e 160 cm (63 polegadas), respectivamente. Seu índice de massa corporal (MBI) é de 42 kg/m². Ela tem o pescoço curto e grosso com amplitude limitada de movimento. A abertura da sua boca é limitada e ela tem um escore de Mallampati de IV ao exame das vias aéreas; ela está usando um colar cervical semirrígido. Seu histórico médico é positivo para apneia obstrutiva do sono (OSA) e hipertensão. Após avaliação inicial e estabilização, o plano é realizar uma redução fechada do quadril no pronto-socorro.

Discussão do caso

Quais são as considerações para o manejo de trauma na população obesa?

A obesidade é um fator de risco para trauma: os morbidamente obesos têm 50% mais probabilidade de sofrer lesão involuntária não fatal que requer atenção médica. Eles estão em maior risco de MVAs, possivelmente, em virtude da incidência aumentada de OSA, o que acarreta um risco aumentado em 7 vezes de acidentes de trânsito. O *habitus* corporal alterado no obeso conduz a diferentes padrões de lesão. Por exemplo, pacientes obesos lesionados em VAMs têm lesões abdominais menos graves (em virtude de um "efeito amortecedor"), porém maior gravidade em lesões da extremidade inferior. A gravidade da lesão na cabeça após VAM provavelmente não é maior, e alguns estudos mostram que ela é reduzida na obesidade por razões que não são conhecidas. A obesidade mórbida é um fator de risco independente para mortalidade e complicações pulmonares após trauma severo.

Podem ocorrer problemas práticos no transporte pré-hospital de pacientes obesos lesionados, incluindo dificuldade com o desencarceramento, colocação de tala ou imobilização da coluna cervical em decorrência do tamanho. Igualmente, a obesidade pode dificultar o diagnóstico com base em achados físicos sutis, como os ruídos da respiração ou cardíacos, tornar difícil a avaliação com ultrassom (i. e., exame FAST) e impedir algumas modalidades diagnósticas como o CT.

As vias aéreas são sempre uma consideração em pacientes obesos, e a presença de uma capacidade residual funcional reduzida predispõe a hipoxemia precoce. A alta taxa de OSA, nesta população, também a coloca em risco de obstrução e dessaturação durante o sono e a sedação.

Antes que o quadril seja reduzido, que outras informações são necessárias?

O deslocamento posterior do quadril é uma lesão vista infrequentemente, mas, quase sempre, ocorre em consequência de carga femoral axial (p. ex., impacto entre o joelho e o painel do carro em um MVA). Em virtude da natureza de alta energia do deslocamento posterior do quadril, é obrigatória uma avaliação completa do trauma para excluir outras lesões. As lesões ortopédicas associadas incluem fraturas ipsolaterais do colo ou haste do fêmur, fraturas pélvicas, fratura e/ou deslocamento do joelho e fraturas na coluna. É necessário um exame neurovascular cuidadoso em virtude do risco de lesão do nervo ciático e/ou vasculatura femoral/poplítea. Se houver uma fratura no colo do fêmur ou quadril, deve ser realizada a redução aberta ou fechada no bloco cirúrgico; caso contrário, a redução fechada imediata do colo do fêmur é justificada para reduzir o risco de osteonecrose.

Em virtude de sua obesidade e da dificuldade prevista das vias aéreas, a sua preferência é evitar a sedação e/ou anestesia geral.

Isto pode ser feito sob anestesia regional? Quais nervos precisam ser bloqueados para proporcionar anestesia à articulação do quadril?

A redução fechada dos quadris deslocados é frequentemente tentada com sedação. No entanto, frequentemente a dor, o relaxamento muscular inadequado e/ou preocupações com o paciente com relação à sedação profunda (p. ex., aumento da pressão intracraniana, OSA) fazem com que a sedação seja uma opção não tão ideal. A anestesia regional pode propiciar boas condições analgésicas e relaxamento muscular apropriado sem os riscos de sedação profunda.

O quadril é abastecido primariamente pelos ramos do plexo lombar (nervos femoral e obturador). Além disso, alguns ramos articulares emergem do plexo sacral, a saber, o nervo glúteo superior, o nervo do quadrado femoral, bem como diretamente do nervo ciático.

Quais são as opções anestésicas regionais disponíveis para este procedimento?

A anestesia neuroaxial (seja espinal ou epidural) proporcionaria excelentes condições para a redução fechada. Uma vez que este é geralmente um procedimento rápido, é preferido um agente de curta duração. O bloqueio espinal com 45 mg de cloroprocaína ou epidural com 10-15 mL de 2% de lidocaína são opções aceitáveis, embora exista pouco a ser perdido com o uso de um agente de mais longa duração se as opções forem limitadas. Os volumes devem ser cuidadosamente considerados no caso de ser escolhida uma anestesia epidural, pois isto aumenta o risco de toxicidade sistêmica do anestésico local (LAST), o que necessitaria de manejo *emergente* das vias aéreas desfavoráveis desta paciente.

O bloqueio nervoso periférico também requer a administração de maiores volumes de anestésico local (AL), e o risco de LAST deve ser pesado na decisão. O bloqueio do plexo lombar (i. e. nervos femoral e obturador) é tudo o que é necessário para a redução fechada do quadril e, embora a adição de um bloqueio nervoso ciático proximal proporcione anestesia completa na articulação, ela é desnecessária. O plexo lombar pode ser abordado como dois bloqueios separados dos nervos femoral e obturador, respectivamente, ou através da abordagem posterior de uma injeção única.

Como o *habitus* corporal do paciente impacta a sua escolha da técnica?

A anestesia regional se revelou mais difícil em pacientes obesos. Nielsen *et al.* (2005) mostraram que um BMI de > 30 kg/m^2 estava associado a um aumento de 1,62 vez de falha no bloqueio. As considerações práticas incluem o acesso ao local de punção na pele (p. ex., a necessidade de retração do panículo adiposo para bloqueios femoral e/ou obturador), a necessidade de agulhas mais longas do que o normal, dificuldade com os pontos de referências ósseas em virtude da adiposidade subcutânea aumentada e dificuldade com a imagem por ultrassom.

Apesar dos grandes rolos de gordura abdominal no indivíduo morbidamente obeso, a linha média espinal frequentemente não é afetada, e a anestesia neuroaxial pode ser surpreendentemente fácil. O bloqueio do plexo lombar posterior pode ser mais desafiador em virtude da dificuldade em estimar a profundidade dos processos transversos. O bloqueio femoral e especialmente do obturador são desafiadores naqueles pacientes com grandes panículos abdominais; o uso de fita de seda larga para retrair o panículo ajuda na exposição da região inguinal, embora a imagem por ultrassom dos nervos específicos ainda possa ser difícil.

A anestesia regional deve ser evitada em pacientes com dificuldades nas vias aéreas?

Uma análise do banco de dados da *"Anesthesia Closed Claims Project"* (www.asaclosedclaims.org) mostra claramente que problemas nas vias aéreas são a causa principal de mortes relacionadas com anestesia. No entanto, anestesia regional em um paciente com dificuldades nas vias aéreas não significa necessariamente que as vias aéreas não sejam mais um problema. Existem múltiplos relatos de anestésicos regionais bem-intencionados que resultaram em uma convulsão, parada cardíaca ou outro evento que resultou no manejo emergente malsucedido de vias aéreas difíceis.

Foley (2011) sugeriu que vários fatores devem ser pesados na equação dos riscos-benefícios, incluindo a habilidade do clínico (tanto em anestesia regional quanto no manejo das vias aéreas), a cooperação do paciente, a cooperação do cirurgião em parar e permitir uma técnica alternativa se falhar o plano A e a posição do paciente durante o procedimento (i. e., o acesso às vias aéreas).

Você decide que uma espinal de curta duração seria a sua primeira opção, mas a paciente se recusa a se submeter a qualquer técnica neuroaxial. Após consideração dos prós e contras, você escolhe realizar um bloqueio do plexo lombar posterior.

Quais são as considerações anatômicas e técnicas para esta técnica?

- O plexo lombar se origina das raízes espinais de L1-L4, com uma contribuição de T12. Depois que os nervos emergem do forame intervertebral, eles se dividem nos ramos anteriores e posteriores. Os pequenos ramos posteriores abastecem a pele da zona lombar e músculos paravertebrais. Os ramos anteriores formam o plexo lombar dentro da substância do músculo psoas e emergem do músculo como nervos individuais na pélvis. Os ramos clinicamente mais importantes do plexo lombar são os nervos femoral, obturador e cutâneo femoral lateral, porém o plexo também dá origem aos nervos ilio-hipogástrico, ilioinguinal e genitofemoral.

- O paciente é colocado na posição de decúbito lateral com uma leve inclinação para a frente. O clínico deve assumir uma posição a partir da qual a coxa anterior possa ser vista de modo que as contrações do músculo quadríceps sejam visíveis. O local de inserção da agulha pode ser determinado das seguintes maneiras: (1) palpando a crista ilíaca e traçando uma linha transversal que se estende até a linha média; (2) palpando a linha média; e (3) marcando um ponto 4 cm lateral à intersecção da primeira linha e a linha média das costas (Figura 16.1).

- Após a preparação da pele e infiltração local, uma agulha estimuladora de 100 mm é inserida perpendicular à pele (observando que o paciente está ligeiramente inclinado). O estimulador do nervo deve ser preparado inicialmente para transmitir uma corrente de 1 mA. Quando a agulha é avançada, são obtidos inicialmente espasmos locais dos músculos paravertebrais em uma profundidade de alguns centímetros. A agulha é, então, avançada ainda mais até serem obtidos espasmos do músculo quadríceps (geralmente a uma profundidade de 6-8 cm). Depois de serem observados estes espasmos, a corrente deve ser diminuída para produzir estimulação entre 0,2 e 0,5 mA. Após a aspiração negativa, 20-30 mL de AL são injetados lentamente. O volume de AL é geralmente determinado pelo objetivo: a analgesia geralmente requer 20 mL, enquanto que a anestesia cirúrgica para os membros inferiores geralmente requer 30 mL.

- Se a agulha for avançada 8-10 cm sem espasmos, ela deve ser retirada até a pele, direcionada 5° medialmente e reinserida lentamente. Se isto não resultar em uma resposta motora, a agulha deve ser retirada completamente, e um novo local de inserção na pele deve ser feito 1 cm mais perto da linha média, avançando perpendicular à pele. É importante evitar direcionar a agulha de uma forma muito medial, pois isso pode resultar em bloqueio epidural ou subaracnoide.

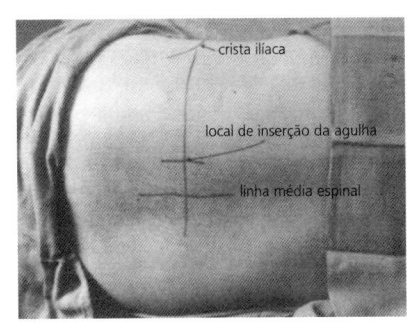

Figura 16.1 Pontos de referência para o bloqueio do plexo lombar. O local de inserção da agulha é 4 cm lateral à intersecção da linha média e a linha intercristal.

- Se é feito contato com o processo transverso, a agulha deve ser retirada vários centímetros, redirecionada 10° cefálico ou caudal e reinserida para passar acima ou abaixo do processo transverso. O plexo se localiza 1,5-2 cm além do processo transverso na maioria dos adultos.

O bloqueio é realizado com 25 mL de 0,375% de ropivacaína e, dentro de 10 minutos, a dor da paciente melhora muito. Apesar disso, os cirurgiões ortopédicos não conseguem reduzir seu quadril e, em vez disso, planejam realizar o procedimento no bloco cirúrgico com "anestesia mais profunda." Você ainda é a favor de anestesia regional e, depois de alguma discussão, a paciente consente com um anestésico espinal. Sua anatomia superficial não é útil no que diz respeito às marcas para o procedimento.

Como o ultrassom pode ajudar?

Existem duas maneiras pelas quais a ultrassonografia pode ser utilizada no que diz respeito a bloqueios neuroaxiais. A primeira é uma modalidade de varredura pré-procedimento, para caracterizar a anatomia antes de uma técnica tradicional "às cegas". No momento, este permanece sendo o uso mais popular da tecnologia para indicação neuroaxial. O outro uso, mais desafiador, é facilitar em tempo real a orientação das agulhas para dentro do espaço espinal. A imagem de ultrassom da espinha em pacientes obesos nem sempre é clara, mas com prática ela pode-se tornar uma ferramenta muito útil.

Para fins práticos, a coluna vertebral pode ser visualizada em dois planos principais. A orientação oblíqua paramediana (Figura 16.2) é útil para obter uma janela até a dura-máter, ligamento amarelo e canal espinal via forame intervertebral (Figura 16.3) e para determinar o nível espinal. A orientação transversal da linha média (Figura 16.4) é útil para determinar a verdadeira linha média, a profundidade da linha média até o ligamento amarelo e dura-máter posterior (também conhecidos em conjunto como complexo posterior) e para estabelecer a presença de defeitos rotacionais (Figura 16.5). Para ambos, é essencial estabelecer uma janela acústica através de estruturas não ósseas para visualizar estruturas relevantes como o complexo posterior e o canal espinal. Na orientação transversal, isso frequentemente requer a translação cefalocaudal sutil do transdutor com ou sem uma leve inclinação cefálica para evitar que o raio impacte os processos espinhosos.

Depois de determinado o nível espinal, pode ser feita uma marca na pele lateral à sonda. Igualmente, uma marca na linha média também pode ser feita durante o exame de imagem transversal da espinha. A profundidade do ligamento também pode ser observada em cada visualização com o congelamento da imagem e pelo uso de compassos eletrônicos. A sonda pode, então, ser removida, e as duas linhas estendidas até a sua intersecção, o que deve fornecer um ponto útil para a inserção da agulha.

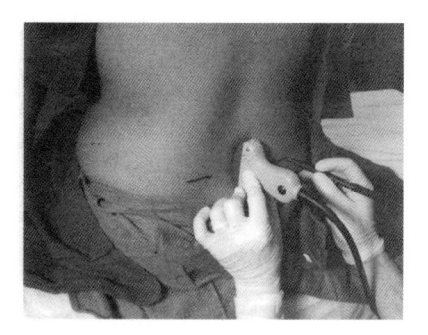

Figura 16.2 Orientação oblíqua paramediana para rastreio epidural lombar com um transdutor de ultrassom convexo. O transdutor está a 1-2 cm da linha média, direcionado para o forame interlaminar. Depois de encontrado um nível adequado, ele pode ser marcado na pele com precisão.

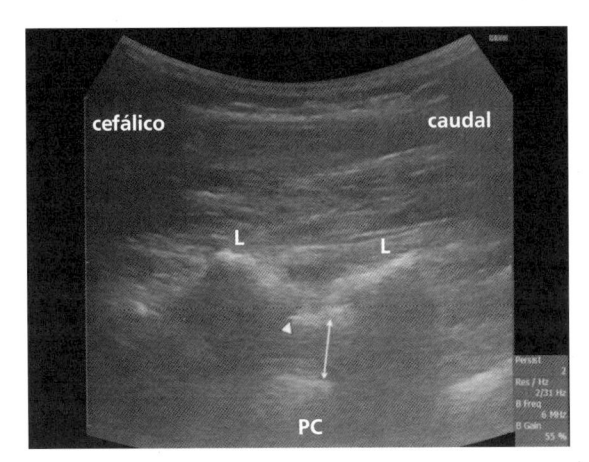

Figura 16.3 Sonoanatomia da região epidural lombar usando a visão oblíqua paramediana. São vistas as lâminas (L) de duas vértebras adjacentes, junto com a "janela" no canal espinal *(seta de ponta dupla)*. A dura-máter *(ponta de seta)* é vista com facilidade, assim como a dura-máter posterior e o complexo do corpo vertebral (PC).

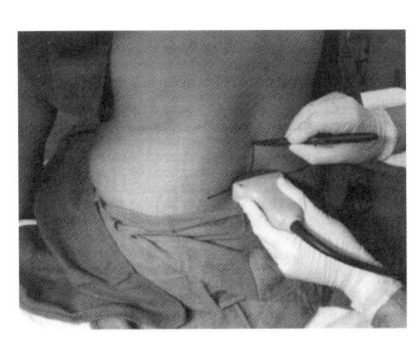

Figura 16.4 Orientação transversal para rastreamento epidural lombar com um transdutor de ultrassom convexo. Esta orientação permite a estimativa da profundidade e da linha média. A linha média está sendo marcada na pele.

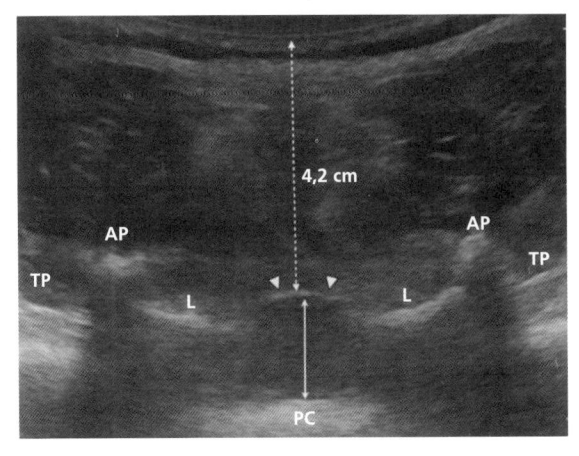

Figura 16.5 Sonoanatomia da região epidural lombar usando a visão transversal. A dura-máter *(pontas de seta)* é facilmente vista situada entre as duas lâminas (L). O canal espinal *(seta de ponta dupla)* é visualizado entre a dura-máter e o complexo posterior (PC). Outras características ósseas incluem os processos articulares (AP) e processos transversais (TP). Depois que a imagem é congelada, os compassos podem ser usados para medir a distância da pele até a dura-máter.

Referências e leitura adicional

Chin, K. J., Perks, A. (2011). Ultrasonography of the lumbar spine for neuraxial and lumbar plexus blocks. *Current Opinion in Anaesthesiology*, 24, 567-72.

Desapriya, E., Giulia, S., Subzwari, S., *et al.* (2011). Does obesity increase the risk of injury or mortality in motor vehicle crashes? A systematic review and meta-analysis. *Asia-Pacific Journal of Public*

Health/AsiaPacific Academic Consortium for Public Health. [ePub ahead of print]

Evans, D. C., Stawicki, S. P. A., Davido, H. T., Eiferman, D. (2011). Obesity in trauma patients: correlations of body mass index with outcomes, injury patterns, and complications. *The American Surgeon,* 77, 1003-8.

Foley L. Airway management of patients with a history of difficult intubation for a peripheral procedure. In: Hung, O., Murphy, M. (2011). *Management of the Difficult and Failed Airway,* 2nd edn. New York: McGraw-Hill Professional.

Meroz, Y., Gozal, Y. (2007). Management of the obese trauma patient. *Anesthesiology Clinics,* 25, 91-8.

Nielsen, K. C., Guller, U., Steele, S. M. *et al.* (2005). Influence of obesity on surgical regional anesthesia in the ambulatory setting: an analysis of 9,038 blocks. *Anesthesiology,* 102, 181-7.

Sheth, M., Liles, C. H., Phillips, W. J., Lerant, A. (2008). Lumbar plexus block via a femoral approach for total hip arthroplasty dislocation reduction: a report of 2 cases. *European Journal of Emergency Medicine: Official Journal of the European Society for Emergency Medicine,* 15, 226-30.

Sifri, Z. C., Kim, H., Lavery, R., Mohr, A., Livingston, D. H. (2008). The impact of obesity on the outcome of emergency intubation in trauma patients. *The Journal of Trauma,* 65, 396-400.

Capítulo 17
Anestesia regional e trauma da extremidade inferior

Aspectos principais do caso
1. O papel dos bloqueios nervosos periféricos em pacientes anestesiados.
2. O papel de vários bloqueios nervosos dos membros inferiores para cirurgia de tornozelo.

Apresentação do caso
Um homem de 33 anos se apresenta ao pronto-socorro após sofrer fraturas calcâneas abertas bilaterais. No histórico, ele relata ter pulado de uma janela do quarto no segundo andar e cair de pé antes de cair no chão. Ele estava vestindo somente um roupão no momento e não estava usando calçado. Na avaliação inicial, ele está mantendo as vias aéreas desobstruídas e não tinha lesões cardiorrespiratórias óbvias. Ele está se queixando de dor severa nos dois tornozelos, além da zona lombar e o ombro direito. A avaliação mais detalhada revela um deslocamento anterior do ombro direito, além de fratura na coluna do corpo vertebral L2. O exame macroscópico neurológico é normal, e a CT não apresenta comprometimento do canal espinal. A perda externa de sangue foi mínima. O histórico médico passado inclui gota, mas ele não tem alergias e toma apenas alopurinol. Sua última refeição foi 5 horas atrás. Os sinais vitais são BP 161/92 mmHg, HR 112 bpm, RR 24/min, T 36,7°C e SpO_2 100% com máscara de oxigênio. Ele é agendado para ser encaminhado ao bloco cirúrgico para redução aberta e fixação interna (ORIF) das fraturas bilaterais de tornozelo e redução fechada do deslocamento do ombro.

Discussão do caso

Quais são as questões principais no manejo das fraturas calcâneas?
As fraturas calcâneas traumáticas agudas são geralmente vistas em pacientes jovens que sofreram uma queda de altura, tipicamente > 2 m. Essas lesões são bilaterais em 10% dos casos. Como o mecanismo da lesão envolve uma carga axial, existe lesão lombar ou espinal torácica concomitante em 5-15% dos pacientes, mais frequentemente na junção toracolombar (i. e., T11, T12, L1 ou L2). Geralmente, não existem outras lesões. A opção de terapia operatória *versus* não operatória é controversa, exceto no contexto de fraturas abertas, e muitas fraturas fechadas são tratadas conservadoramente.

Quais são as opções anestésicas para este caso?
Existem dois fatores limitantes para este caso. Primeiro, existem procedimentos planejados em dois pontos distantes, os tornozelos e o ombro e, por conseguinte, duas fontes de dor pro-

cedural. Segundo, existe uma lesão vertebral lombar que, efetivamente, exclui o uso de anestesia neuroaxial. Embora seja teoricamente possível realizar três bloqueios nervosos separados (p. ex., bloqueios ciáticos bilaterais mais um bloqueio interescaleno), isto é pouco prático e pode colocar o paciente em risco de toxicidade anestésica local. Além disso, este paciente está sofrendo de dor na zona lombar em decorrência de fratura e, provavelmente, não toleraria "bloqueio mais sedação". Anestesia geral parece ser a melhor opção para a anestesia cirúrgica.

Quais são as opções para a analgesia pós-operatória?

Este paciente deve receber analgesia multimodal com acetaminofeno, NSAIDs e/ou inibidores de COX-2, a menos que seja contraindicado. Como a sua dor será multifocal (espinha lombar, ombro e tornozelos bilaterais), deve ser prescrita analgesia intravenosa com opioide controlada pelo paciente. No entanto, existe uma oportunidade de reduzir a sua carga de dor substancialmente através do bloqueio nervoso periférico bilateral dos membros inferiores. A duração máxima de um bloqueio com injeção única é 18-24 horas; um cateter contínuo, por outro lado, permitirá vários dias de alívio da dor.

Qual é o risco de síndrome compartimental neste tipo de lesão? Isto altera a indicação de anestesia regional?

Aproximadamente 10% das fraturas calcâneas desenvolvem síndrome compartimental do pé, particularmente aquelas com lesões por compressão. Embora relativamente raro, isto pode conduzir a deformidade e disfunção neurovascular. O diagnóstico é frequentemente feito clinicamente com base na crescente firmeza e dor no pé; isto pode ser complicado se houver lesões remotas associadas ou se a dor estiver sendo tratada com opioides que podem limitar o sensório. Muitos clínicos argumentaram que a síndrome compartimental não deve ser diagnosticada clinicamente, mas através de cateterização invasiva dos compartimentos em risco. O uso de bloqueios anestésicos regionais nesta população é controverso: muitos cirurgiões e anestesistas acreditam que um bloqueio sensitivo pode mascarar uma síndrome compartimental em desenvolvimento, impedindo a percepção da dor. A literatura até o momento não apoia esta visão. Na verdade, existem muitos relatos de anestesia regional facilitando o diagnóstico de síndrome compartimental com o início da dor que rompeu a analgesia estabelecida previamente (ver a discussão completa no Capítulo 6).

Quais nervos devem ser bloqueados para proporcionar um bloqueio sensitivo adequado para a cirurgia de tornozelo?

A cirurgia no tornozelo requer bloqueio dos nervos tibial e peroneal comum, o que é geralmente obtido com a realização de um bloqueio ciático único. Isto pode ser realizado em qualquer ponto ao longo do seu curso, da fossa parassacral até subglútea e poplítea, e abrange toda a perna abaixo do joelho, com exceção de uma tira medial de pele que se estende aproximadamente até o maléolo medial. Esta é abastecida pelo nervo safeno e, se as incisões são feitas no lado medial do tornozelo, é realizado um bloqueio suplementar no nervo safeno. A fratura vertebral justifica precauções espinais, e o posicionamento deve ser manejado com cuidado. Rolar o paciente está associado ao risco de maior lesão espinal, e estes bloqueios podem ser

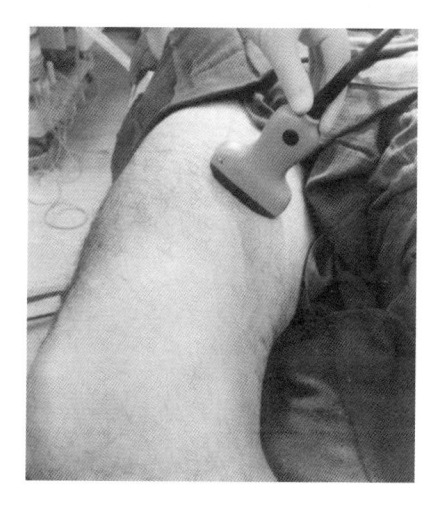

Figura 17.1 Posição do transdutor para bloqueio do nervo ciático anterior guiado por ultrassom.

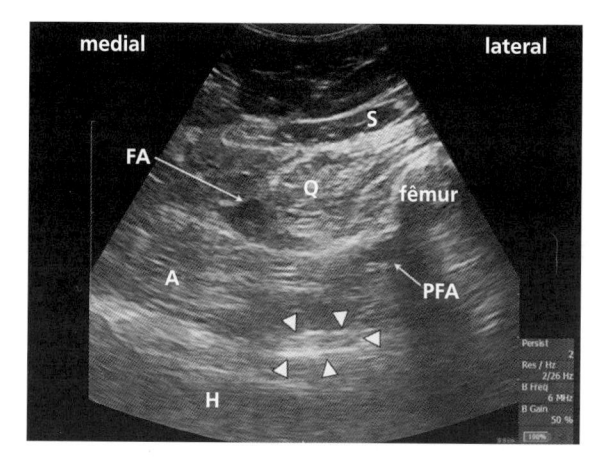

Figura 17.2 Sonoanatomia relevante para o bloqueio do nervo ciático anterior. O nervo (pontas de seta) é facilmente visualizado no plano entre o grupo do músculo adutor (A) e os isquiotibiais (H). FA, artéria femoral; PFA, artéria femoral profunda; Q, grupo de músculos quadríceps; S, músculo sartório.

mais bem realizados na posição supina. O nervo ciático pode ser prontamente bloqueado na posição supina através do uso de uma abordagem lateral na fossa poplítea ou uma abordagem na parte intermediária do fêmur (Figuras 17.1 e 17.2). Existem múltiplas abordagens ao nervo safeno, incluindo infiltração subcutânea abaixo do platô tibial ou acima do maléolo medial, ou através de uma abordagem subsartorial na coxa distal (por favor, consultar o Capítulo 20).

Quais são as implicações da fratura por explosão de L2 para o seu manejo anestésico?

As fraturas por explosão são relativamente comuns (17% de todas as fraturas espinais) e geralmente envolvem retropropulsão de fragmentos ósseos no canal espinal. Contudo, aproximadamente 70% dos pacientes com fraturas por explosão têm um exame neurológico normal. Nestes casos, a decisão de seguir um manejo cirúrgico *versus* conservador como gesso ou atadura é controversa e está baseada em fatores como o grau de deformidade cifótica, a gravidade do impacto no canal ou a presença de envolvimento da coluna posterior.

Idealmente, é realizado um exame neurológico sensório-motor minucioso pelo anestesista antes da indução, e os déficits são documentados. Em contraste com uma herniação de disco lateral, as fraturas por explosão tipicamente comprimem o canal central em vez das raízes dos nervos e, portanto, podem estar presentes déficits de qualquer nível espinal distal a L1. Neste caso, como não existem evidências radiográficas de comprometimento do canal e o exame clínico é normal, a probabilidade de deterioração neurológica é extremamente baixa. Deve ser dada particular atenção à distribuição de qualquer bloqueio nervoso planejado. Um exame neurológico de rastreio do nervo peroneal (dorsiflexão, teste sensorial da perna lateral) e nervo tibial (flexão plantar, teste sensorial da planta do pé/dedos) é indicado neste caso.

O paciente solicita bloqueios nervosos ciáticos para controle da dor. Ele pede que estes sejam feitos antes que ele acorde da anestesia geral.

Quais são os riscos e benefícios de concordar com esta solicitação?

Os bloqueios em pacientes anestesiados foram tradicionalmente desencorajados, com base na noção de que os pacientes acordados são capazes de relatar parestesias, o que pode significar contato nervo-agulha e/ou injeção intraneural. Muitos anestesistas acreditam que, uma vez que um paciente anestesiado não é capaz de dar um *feedback* sensorial, o risco potencial de lesão nervosa supera quaisquer benefícios conferidos pelo bloqueio. Isto foi enfatizado por uma série de quatro casos relatados por Benumof (2000) de bloqueios do plexo braquial interescaleno realizados sob anestesia geral que resultaram em lesão na medula espinal e incapacidade neurológica permanente. Alguns anestesistas também argumentam que um paciente consciente pode servir como um "sistema de alerta precoce" para os sinais premonitórios de toxicidade sistêmica do anestésico local (tontura, tinido, entorpecimento circum-oral etc.) e que, mascarando estes sintomas com sedação pesada ou anestesia geral, o paciente pode ser colocado em maior risco de efeitos cardiovasculares sérios.

Por outro lado, os pacientes anestesiados estão imóveis, o que pode proporcionar um nível de segurança comparado com um paciente que pode reagir a estímulos e se movimentar inesperadamente; é por isso que os bloqueios são tipicamente realizados em crianças anestesiadas do que em crianças conscientes. No contexto do trauma, em que 50% dos pacientes estão intoxicados, a imobilidade é uma vantagem potencial quando os bloqueios nervosos são indicados no paciente não cooperativo.

O conforto do paciente é outro benefício potencial de realizar bloqueios em pacientes anestesiados. Embora muitos bloqueios nervosos sejam procedimentos superficiais com pouca dor associada, bloqueios profundos como o ciático ou o infraclavicular, ou aqueles que requerem agulhas de cateter de 18-19 gauge podem ser desconfortáveis. A analgesia requerida para deixar confortável o paciente lesionado traumaticamente para um procedimento de bloqueio "acordado" pode levar a embaraço respiratório; muitas vezes, é prudente induzir anestesia geral e garantir as vias aéreas antes de administrar opioides e outras drogas sedativas.

Existem algumas evidências recentes de que a anestesia geral pode ser protetiva contra cardiotoxicidade induzida por anestésico local comparada ao estado acordado. Copeland e *et al.* (2008) administraram várias infusões de anestésico local a ovelhas conscientes e anestesiadas e constataram que todos os animais anestesiados sobreviveram a doses que eram letais em 15-27% das ovelhas conscientes. O mecanismo para isto não está claro, mas pode estar relacionado com a resposta simpática reduzida sob anestesia geral, resultando em irritabilidade miocárdica reduzida.

Quais são as evidências que apoiam a visão de que as parestesias predizem confiavelmente lesão nervosa?

Embora existam muitos relatos de casos de lesão nervosa associada à parestesia relacionada com bloqueio, a literatura até o momento mostra que a parestesia durante a realização de bloqueios nervosos periféricos não é sensível nem específica na previsão de lesão neural subsequente (Tabela 17.1). Não existe uma relação clara entre a experiência subjetiva do paciente de uma parestesia e uma lesão nervosa subsequente – muitas lesões nervosas ocorrem na ausência de parestesias, enquanto a maioria das parestesias não está associada a dano nervoso.

Existem outros problemas em se basear no relato de um paciente de parestesia como um monitor de possível injeção intraneural?

Um dos principais problemas de se basear em uma resposta neurológica para alertar contra lesão, é que, na hora em que é obtida uma resposta de dor ou parestesia, o dano pode já estar feito. Já foi demonstrado que apenas uma fração de 1 mililitro injetada intraneuralmente é

Tabela 17.1 Investigações com dados relacionados com parestesia e lesão nervosa

Estudo	nº	Design	Achados
Bigeleisen (2006)	26	Agulhas prospectivamente colocadas dentro de nervos na axila, sob orientação de ultrassom e tentativa de injeção intraneural com 2-3 mL de anestésico local	Realizadas 72 injeções intraneurais, 66 das quais tiveram parestesias associadas. Sem sequelas neurológicas imediatamente pós-operatoriamente ou em 6 meses
Bigeleisen *et al.* (2009)	39	Estudo prospectivo de corrente estimulante requerida em uma posição extraneural e intraneural da ponta da agulha durante bloqueio supraclavicular	Todos os pacientes receberam 5 mL de injeção intraneural. Dois pacientes tiveram dor na injeção (5%), mas ambos tiveram exame neurológico normal durante a avaliação pós-operatória
Fanelli *et al.* (1999)	3996	Estudo prospectivo da taxa de falhas e complicações em bloqueios axilares, interescalenos e ciáticos/femorais	Taxa geral de disfunção neurológica 1,7%; taxa não influenciada pela presença ou ausência de parestesia durante colocação do bloqueio
Robards *et al.* (2009)	24	Estudo prospectivo da relação entre corrente estimulante e agulha com a distância do nervo. Localização da ponta da agulha registrada com ultrassom	Todos os pacientes experimentaram punção do nervo ciático e injeção intraneural. Foram relatadas parestesias em dois pacientes (8%). Sem disfunção neurológica após resolução do bloqueio
Sala-Blanch *et al.* (2011)	17	Estudo prospectivo de lesão clínica e eletrofisiológica após bloqueio do nervo ciático	A análise pós-bloqueio do ultrassom e CT determinou que 16 dos 17 pacientes (94%) receberam uma injeção intraneural. Não houve parestesias em nenhum paciente, e todos os pacientes tiveram recuperação normal do bloqueio

Tabela 17.2 Monitores objetivos para prevenir lesão nervosa

Monitor	Contribuição	Referência
Estimulação elétrica nervosa	Se resposta motora a < 0,2 mA, pode presumir que a agulha é intraneural; entretanto, pode ser intraneural e *não* ter resposta motora (*i. e., altamente específica, mas insensível*)	Chan *et al.* (2007) Tsai *et al.* (2008)
Ultrassonografia	Pode visualizar injetado no plano correto do tecido (i. e., pode excluir intravascular, intraneural). Entretanto, mesmo quando usada por um operador hábil, a localização correta da ponta da agulha pode ser mal interpretada	Neal (2010)
Monitoramento da pressão da injeção	Se baixa resistência à injeção (< 20 psi ou 1.034 mmHg), pode presumir que a agulha *não* está localizada dentro do fascículo; entretanto, alta pressão da injeção pode-se dever à ponta da agulha contra osso, fáscia, tocando a haste etc. (*i. e., alta sensibilidade, mas não específica*)	Hadzic *et al.* (2004) Tsui *et al.* (2008)

tudo o que é preciso para causar lesão nervosa permanente em modelos animais. *Dados de análises da The Anesthesia Closed Claims Project* (www.asaclosedclaims.org) mostram que em muitos casos em que uma injeção causou dor e foi detida imediatamente, ainda ocorria lesão.

Dor e/ou parestesia são frequentemente difíceis de avaliar; como os limiares de dor variam entre os pacientes, existe confusão quanto ao que constitui dor nociva *versus* a assim chamada "parestesia por pressão." Isto é especialmente verdadeiro para a população com trauma, que pode ter um nível deprimido de consciência pelos sedativos e analgésicos administrados no campo e no serviço de emergência.

Que outros monitores estão disponíveis para prevenir lesão nervosa durante o bloqueio nervoso em pacientes anestesiados?

Em vez de depender de sintomas objetivos para determinar a relação agulha/nervo, existe vários monitores objetivos que podem auxiliar na redução do risco de lesão neural durante o bloqueio nervoso periférico. Cada um proporciona informações diferentes e, portanto, são complementares. Eles estão descritos na Tabela 17.2.

Referências e leitura adicional

Bajammal, S., Tornetta, P., 3rd, Sanders, D., Bhandari, M. (2005). Displaced intra-articular calcaneal fractures. *Journal of Orthopaedic Trauma*, **19**, 360-4.

Benumof, J. L. (2000). Permanent loss of cervical spinal cord function associated with interscalene block performed under general anesthesia. *Anesthesiology*, **93**, 1541-4.

Bigeleisen, P. E. (2006). Nerve puncture and apparent intraneural injection during ultrasound-guided axillary block does not invariably result in neurologic injury. *Anesthesiology*, **105**, 779-83.

Bigeleisen, P. E., Moayeri, N., Groen, G. J. (2009). Extraneural versus intraneural stimulation thresholds during ultrasound-guided supraclavicular block *Anesthesiology*, **110**, 1235-43.

Chan, V. W. S., Brull, R., McCartney, C. J. L. *et al.* (2007). An ultrasonographic and histological study of intraneural injection and electrical stimulation in pigs. *Anesthesia and Analgesia*, **104**, 1281-4, tables of contents.

Copeland, S. E., Ladd, L. A., Gu, X.-Q., Mather, L. E. (2008). The effects of general anesthesia on the central nervous and cardiovascular system toxicity of local anesthetics. *Anesthesia and Analgesia*, **106**, 1429-39, table of contents.

Fanelli, G., Casati, A., Garancini, P., Toni, G. (1999). Nerve stimulator and multiple injection technique for upper and lower limb blockade: failure rate, patient acceptance, and neurologic complications. Study Group on Regional Anesthesia. *Anesthesia and Analgesia*, **88**, 847-52.

Hadzic, A., Dilberovic, F., Shah, S. *et al.* (2004). Combination of intraneural injection and high injection pressure leads to fascicular injury and neurologic deficits in dogs. *Regional Anesthesia and Pain Medicine*, 29, 417-23.

Neal, J. M. (2010). Ultrasound-guided regional anesthesia and patient safety: An evidence-based analysis. *Regional Anesthesia and Pain Medicine*, 35, S59-67.

Rajasekaran, S. (2010). Thoracolumbar burst fractures without neurological deficit: the role for conservative treatment. *European Spine Journal: Official Publication of the European Spine Society, the European Spinal Deformity Society, and the European Section of the Cervical Spine Research Society*, 19, S40-7.

Robards, C., Hadzic, A., Somasundaram, L., *et al.* (2009). Intraneural injection with low-current stimulation during popliteal sciatic nerve block. *Anesthesia and Analgesia*, 109, 673-7.

Sala-Blanch, X., Lopez, A. M., Pomes, J. *et al.* (2011) No clinical or electrophysiologic evidence of nerve injury after intraneural injection during sciatic popliteal block. *Anesthesiology*, 115, 589-95.

Tsai, T. P., Vuckovic, I., Dilberovic, F. *et al.* (2008). Intensity of the stimulating current may not be a reliable indicator of intraneural needle placement. *Regional Anesthesia and Pain Medicine*, 33, 207-10.

Tsui, B. C. H., Knezevich, M. P., Pillay, J. J. (2008). Reduced injection pressures using a compressed air injection technique (CAIT): an in vitro study. *Regional Anesthesia and Pain Medicine*, 33, 168-73.

Capítulo 18

Anestesia regional e amputação traumática de membros

Aspectos principais do caso
1. Ressuscitação no controle de danos.
2. Dor aguda *versus* crônica no coto e membro fantasma.

Apresentação do caso
Um morador de rua de 55 anos é trazido ao centro de trauma regional após cair de um trem em movimento lento. Ele chega intubado e com um GCS de 6, com os seguintes sinais vitais: HR 101, BP 82/48, RR 14, T 35,4°C, SpO$_2$ 97 com 100% O$_2$. Suas lesões incluem três costelas quebradas no lado esquerdo, um pneumotórax simples do lado esquerdo, uma fratura exporta no rádio esquerdo e uma amputação completa da perna esquerda aproximadamente 10 cm abaixo da articulação do joelho. Há um torniquete na sua coxa esquerda aplicado pelos paramédicos. As pupilas estão isocéricas, mas letárgicas. Ele é ressuscitado com cristaloide e concentrado de hemácias, é colocado um dreno torácico e são excluídas outras lesões que ameaçam a vida. Depois de estabilizado, o paciente é transferido com urgência para o bloco cirúrgico para irrigação, desbridamento e controle da hemorragia relacionada com a amputação.

Discussão do caso

Quais são os objetivos iniciais da ressuscitação para este paciente?
Durante décadas, a ressuscitação agressiva com fluidos com cristaloide seguida de concentrado de hemácias (pRBCs) para manter uma pressão arterial sanguínea normal foi o modelo tradicional para assegurar a perfusão adequada para os órgãos vitais no paciente com hemorragia. No entanto, múltiplos estudos de hemorragia traumática em animais e humanos demonstraram que esta estratégia conduz ao aumento da perda sanguínea, redução na sobrevivência e uma maior incidência de complicações pós-operatórias. A razão por que a ressuscitação inicial com grande volume leva a resultados piores, provavelmente, relaciona-se ao decréscimo na viscosidade sanguínea, diluição dos fatores de coagulação e perturbação da coagulação que se formava inicialmente após a lesão inicial. O pensamento moderno no atendimento ao trauma não cirúrgico foca no tratamento de todos os três braços da "tríade letal" da hipotermia, acidose e coagulopatia no que é denominado "ressuscitação no controle de danos". Ela é assim denominada para enfatizar a sua associação às técnicas cirúrgicas de controle de danos e consiste do seguinte:

1. **Hipotensão permissiva:** os vasos sanguíneos lesionados dependem de uma combinação da cascata de coagulação, hipotensão e espasmo dos vasos para estancar a hemorragia. Por exemplo, um fenômeno bem conhecido é que as amputações traumáticas de membros cheguem ao hospital com sangramento mínimo, para somente sangrar amplamente

depois que a pressão arterial foi corrigida até os níveis normais com infusão agressiva de fluidos. Na ressuscitação no controle de danos, as pressões sistólicas são mantidas em 80-90 mmHg até que o sangramento possa ser cirurgicamente controlado.
2. **Normotermia:** os efeitos prejudiciais da hipotermia na cascata de coagulação (levando a ↑ sangramento, piora da acidose etc.) foram bem descritos. Uma abordagem em equipe para prevenir hipotermia é a regra na maioria dos sistemas de trauma atualmente, começando pelo isolamento passivo no contexto pré-hospitalar, passando por salas de trauma e salas de cirurgia aquecidas, até o aquecimento agressivo com fluidos e aquecedores de ar forçado.
3. **Acidose:** os pacientes em choque hemorrágico são frequentemente acidóticos, o que já demonstrou que reduz diretamente a concentração de fibrinogênio, a contagem de plaquetas e a geração do fator X ativado e trombina. As estratégias visam menos à correção da acidose com agentes como bicarbonato ou trometamina (THAM) (ambos têm resultados variados) e mais à prevenção da piora do *status* de ácido-base. Exemplos incluem prevenir a hipercarbia e evitar a solução salina normal como fluido de ressuscitação.
4. **Proporções do produto sanguíneo:** estudos recentes mostraram que a ênfase tradicional no cristaloide como um fluido de ressuscitação seguido por pRBCs em um certo limiar leva à resolução retardada da coagulopatia e a um aumento na necessidade de produtos sanguíneos. Em vez disso, um princípio central da ressuscitação no controle de danos é o uso precoce de plasma e pRBCs em uma proporção de 1:1 ou similar.

É importante observar que a ressuscitação no controle de danos é pretendida para trauma penetrante ou paciente com lesão hemorrágica. Não há evidências que apoiem o seu uso em trauma fechado, e a hipotensão permissiva pode ser perigosa em pacientes com lesão na cabeça ou grávidas.

Existe um papel específico para a anestesia/analgesia regional na amputação traumática?

A amputação está associada à dor aguda severa que pode-se desenvolver em um ou mais dos três fenômenos de longo prazo:

1. **Dor no coto:** esta é localizada no local da amputação e pode ser aguda (nociceptiva) ou crônica (neuropática).
2. **Sensação fantasma:** definida como a percepção sensorial de uma parte perdida do corpo, sem dor.
3. **Dor no membro fantasma:** definida como um fenômeno sensorial nocivo no membro perdido. Acredita-se que ocorra em 30-85% dos pacientes após amputação de membro e geralmente ocorre no membro distal.

Existe um forte papel para as técnicas anestésicas regionais contínuas (cateter epidural ou periférico) para o tratamento da dor pós-operatória aguda. O que é menos claro é a eficácia das técnicas anestésicas regionais na redução da dor crônica no coto ou no membro fantasma. Os resultados de uma revisão sistemática recente sugerem que a analgesia preventiva de qualquer tipo tem pouco efeito sobre a dor crônica após amputação. No entanto, estudos individuais relataram resultados mais animadores. Gehling e Tryba (2003) mostraram que a analgesia epidural peroperatória reduzia a incidência de dor severa no membro fantasma. Em um estudo retrospectivo de 64 pacientes, Grant e Wood (2008) demonstraram um decréscimo na incidência de dor no membro fantasma após amputação naqueles pacientes que receberam bloqueios nervosos ciáticos contínuos. Recentemente, Karanikolas *et al.* (2011) constataram que 48 horas de analgesia efetiva (epidural *ou* opioides IV) antes *e* depois de amputação resultavam em uma incidência e severidade significativamente reduzidas de dor no membro fantasma. Finalmente, Borghi *et al.* (2010) realizaram um estudo observacional de pacientes de amputação que receberam bloqueio ciático contínuo durante uma média de 30 dias e relataram uma redução na dor severa no membro fantasma até zero em 97% dos pacientes.

Quais são as implicações dos nervos transeccionados no desenvolvimento de dor crônica?

Neuromas são proliferações desorganizadas de fascículos nervosos e são uma consequência inevitável da transecção completa de um nervo periférico durante amputação traumática, especialmente se localizada perto do coto. Os neuromas sintomáticos são uma indicação comum para revisão da amputação e podem ser extraordinariamente dolorosos – mesmo estímulos fisiológicos normais como extensão ou pressão podem ser experimentados como dor moderada à severa. Isto limita a eficácia de uma prótese e resulta em uma qualidade de vida prejudicada.

No momento da finalização da amputação, os nervos devem ser submetidos à neurectomia de tração de modo que o novo coto nervoso seccionado se retraia afastando-se da porção que suporta o peso do membro terminal residual. Apesar disso, alguns neuromas ainda causam dor crônica. Bloqueios de neuromas guiados por ultrassom foram usados com sucesso para tratar este fenômeno.

Você decide realizar cateteres ciáticos e femorais combinados para este paciente no final do caso enquanto ele ainda está sob anestesia geral.

Qual abordagem é melhor nestas circunstâncias para o cateter ciático?

Existem três abordagens comuns para cateteres ciáticos: subglútea, poplítea e anterior. Esta última abordagem é raramente usada em nossa prática porque a distância da superfície anterior da coxa até o nervo não é insignificante, e o grau de trauma muscular com uma agulha de grande calibre é muito maior. Isto é especialmente relevante no contexto da coagulopatia. Outras considerações que fazem parte da abordagem ciática incluem:

- **O tipo de amputação:** ambas as abordagens (poplítea e subglútea) são adequadas para amputações abaixo do joelho, embora, se for escolhida a abordagem poplítea, a extremidade livre do cateter deve ser presa longe do campo cirúrgico. Haverá alguma movimentação longitudinal do nervo se for realizada neurectomia de tração, mas este é apenas um fator teórico, e a nossa experiência é que os cateteres poplíteos permanecem em boa localização posteriormente. As amputações acima do joelho devem obviamente receber uma abordagem mais proximal.
- **Precauções espinais:** se houver um potencial para lesão espinal, girar o paciente é um risco desnecessário que deve ser minimizado. O bloqueio poplíteo deve ser escolhido se possível.
- **Tamanho do paciente:** o tamanho e a forma da perna por vezes ditam a melhor abordagem. Em obesos, a poplítea é geralmente a abordagem mais fácil das três.

A coxa lateral logo acima da crista poplítea está raspada e lacerada. Você decide realizar em vez disso um cateter subglúteo.

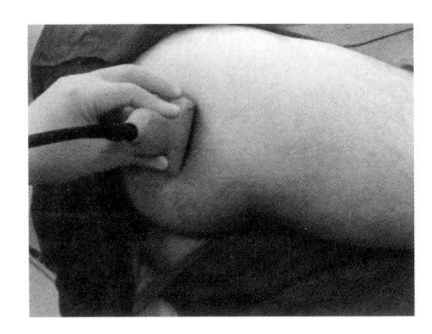

Figura 18.1 Posição do transdutor para bloqueio do nervo ciático subglúteo guiado por ultrassom.

Quais são as considerações técnicas para a realização de um bloqueio nervoso ciático subglúteo contínuo guiado por ultrassom?

- O posicionamento é, com frequência, um problema, pois este bloqueio é mais bem realizado na posição de decúbito lateral com o quadril e o joelho um pouco flexionados para permitir o acesso até a parte superior da coxa e nádegas. A impossibilidade de realizar esta manobra por qualquer razão deve motivar a consideração de uma abordagem alternativa.
- Se for usada estimulação nervosa ao mesmo tempo, a exposição da panturrilha e pé é necessária para observar as respostas motoras – esta não é uma opção neste caso, porém uma resposta motora do tendão é com frequência suficiente.
- Após a desinfecção da pele, são palpadas as proeminências ósseas redondas do trocanter maior e tuberosidade isquial, e um transdutor curvilíneo é colocado em uma orientação transversal na depressão entre os dois ossos (Figura 18.1).
- O nervo ciático é visualizado no seu eixo curto entre as duas proeminências ósseas hiperecoicas. O músculo glúteo máximo é visto na camada muscular mais superficial unindo os dois ossos e geralmente tem vários centímetros de espessura. O nervo ciático está localizado imediatamente profundo no glúteo máximo, superficial ao músculo quadrado femoral. Nesta localização na coxa, é vista uma estrutura oval ou aproximadamente triangular (Figura 18.2).
- Se o nervo não for imediatamente aparente, inclinar o transdutor proximalmente ou distalmente pode, com frequência, ajudar a melhorar o contraste e trazer o nervo para "fora" do fundo da musculatura. Alternativamente, deslizar ligeiramente o transdutor proximalmente ou distalmente pode melhorar a qualidade da imagem.
- Depois de identificado, é inserida uma agulha Tuohy 17-GA de 10 cm em plano a partir do aspecto lateral do transdutor e avançada em direção ao nervo ciático. Se for usada estimulação nervosa, a passagem da agulha pelo plano fascial posterior do glúteo máximo está frequentemente associada a uma resposta motora dos músculos do tendão ou da panturrilha ou do pé.
- Depois que a ponta da agulha está adjacente ao nervo, é administrado um pequeno *bolus* (5-7 mL) de anestésico local (LA) para "abrir" o espaço e confirmar a colocação correta. O transdutor pode ser deixado à parte brevemente enquanto o cateter é avançado 1-2 cm além da ponta da agulha (é importante saber antecipadamente quais marcações no cateter equivalem à emergência do cateter através da ponta da agulha enquanto ele é avançado).

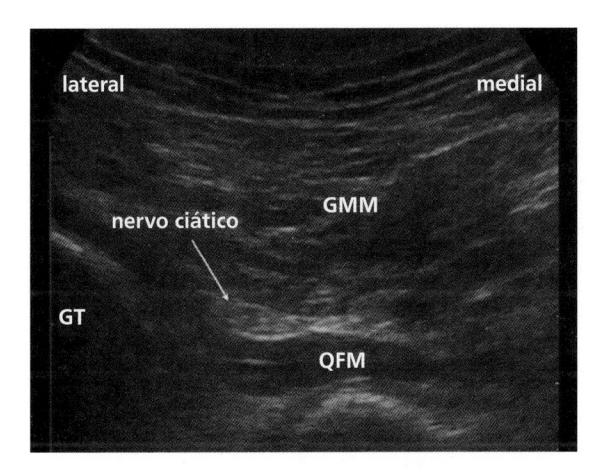

Figura 18.2 Sonoanatomia relevante para o bloqueio do nervo ciático subglúteo. O nervo é visualizado prontamente no plano entre o músculo glúteo máximo (GMM) e o músculo quadrado femoral (QFM). O principal ponto de referência ósseo é o trocanter maior (GT) lateral ao nervo.

- A agulha é removida, e o nervo ciático é visualizado novamente com o transdutor. Frequentemente, o cateter não pode ser visualizado, mas a sua posição pode ser inferida através do *bolus* de LA e observando a difusão próxima ao nervo. A função do Doppler colorido também é útil para isso. Com frequência, o cateter precisa ser retirado alguns centímetros se ele foi avançado para muito longe.
- O cateter é preso à pele e conectado a uma bomba de infusão programada para infundir a 10 mL/h. Depois que o paciente puder responder as instruções, a taxa programada pode mudar para 5 mL/h com um *bolus* de 5 mL a cada 30-45 minutos controlado pelo paciente.

Referências e leitura adicional

Beekley, A. C. (2008). Damage control resuscitation: a sensible approach to the exsanguinating surgical patient. *Critical Care Medicine*, 36, S267-74.

Borghi, B., D'Addabbo, M., White, P. F. *et al.* (2010). The use of prolonged peripheral neural blockade after lower extremity amputation: the effect on symptoms associated with phantom limb syndrome. *Anesthesia and Analgesia*, 111, 1308-15.

Fischler, A. H., Gross, J. B. (2007). Ultrasound-guided sciatic neuroma block for treatment of intractable stump pain. *Journal of Clinical Anesthesia*, 19, 626-8.

Gehling, M., Tryba, M. (2003). [Prophylaxis of phantom pain: is regional analgesia ineffective?]. *Schmerz*, 17, 11-19.

Grant, A. J., Wood, C. (2008). The effect of intra-neural local anaesthetic infusion on pain following major lower limb amputation. *Scottish Medical Journal*, 53, 4-6.

Karanikolas, M., Aretha, D., Tsolakis, I., *et al.* (2011). Optimized perioperative analgesia reduces chronic phantom limb pain intensity, prevalence, and frequency: a prospective, randomized, clinical trial. *Anesthesiology*, 114, 1144-54.

Tintle, S. M., Keeling, J. J., Shawen, S. B., Forsberg, J. A., Potter, B. K. (2010). Traumatic and trauma-related amputations: part I: general principles and lower-extremity amputations. *The Journal of Bone and Joint Surgery. American Volume*, 92, 2852-68.

Ypsilantis, E., Tang, T. Y. (2010). Pre-emptive analgesia for chronic limb pain after amputation for peripheral vascular disease: a systematic review. *Annals of Vascular Surgery*, 24, 1139-46.

Capítulo 19

Complicações do bloqueio do plexo braquial

Aspectos principais do caso
1. Escolha da abordagem de bloqueio do plexo braquial para minimizar a punção pleural.
2. Manejo de neuropatia pós-bloqueio.

Apresentação do caso
Uma mulher de 48 anos é trazida ao centro de trauma regional após cair 30 pés (10 m) de uma montanha enquanto fazia uma caminhada. Ela está acordada e responsiva, com um GCS de 14 e está mantendo suas vias aéreas em um colar semirrígido. Identifica-se que ela tem uma fratura umeral proximal direita, três costelas quebradas do lado esquerdo e um hemopneumotórax do lado esquerdo, para o qual é colocado um dreno torácico. Não existem outras lesões significativas. Após ressuscitação e estabilização, ela é admitida ao hospital e agendada para uma redução aberta e fixação interna (ORIF) da fratura umeral no dia seguinte. Antes de deixar o setor de trauma, você decide realizar bloqueios intercostais guiados por ultrassom para aliviar a dor na parede torácica da paciente (por favor, ver Capítulo 7). Trinta e seis horas depois, a paciente chega ao bloco cirúrgico. Sua dor na parede abdominal está bem controlada, embora seus braço e ombro direitos doam bastante quando ela se movimenta. O dreno torácico está em sucção, e o selo d'água está borbulhando vigorosamente com expiração.

Discussão do caso

Qual é a implicação do dreno torácico borbulhante?
Esta paciente tem um grande vazamento de ar através do selo d'água, indicando que existe uma comunicação entre a árvore traqueobronquial-alveolar e o espaço pleural. No contexto do trauma torácico fechado, um vazamento de ar sempre deve levantar a possibilidade de uma perturbação traqueobronquial e a fístula broncopleural resultante. Ou, então, pode simplesmente ser uma comunicação alveolar-pleural que irá curar e se resolver por conta própria. A diferenciação destas duas entidades é importante, pois o tratamento da ruptura traqueobronquial é o pronto reparo cirúrgico *versus* manejo conservador para pneumotórax alveolar simples. A broncoscopia é indicada para fazer o diagnóstico, o qual, neste caso, mostrou uma árvore traqueobronquial intacta.

Quais são as vantagens e desvantagens da anestesia geral *versus* bloqueio do plexo braquial para este procedimento?

No caso de um vazamento de ar contínuo, a ventilação por pressão positiva deve ser evitada se possível para prevenir maior ruptura alveolar, além do desperdício da ventilação. Pneumotórax hipertensivo também seria uma preocupação se uma sonda torácica não estivesse colocada (p. ex., um pequeno pneumotórax sendo tratado conservadoramente). Anestesia geral com ventilação espontânea é uma opção, particularmente se for usado um dispositivo extraglótico nas vias aéreas. Podem existir fatores do paciente, como um estômago cheio, que impeçam este plano. O controle da dor pós-operatória após reparo de fratura umeral sob anestesia geral gerlmente requer opioides intravenosos, o que pode prejudicar um estado respiratório já tênue.

O bloqueio do plexo braquial proporciona excelente analgesia pós-operatória, especialmente se for usada uma técnica com cateter. Um bloqueio benfeito mais sedação leve evita a necessidade de manejar as vias aéreas. O bloqueio do plexo braquial demonstrou reduzir a incidência de náusea e vômitos, o tempo para deambulação, os escores de dor e o tempo de prontidão para alta em cirurgia ortopédica eletiva da extremidade superior. O bloqueio do nervo frênico é uma consideração, dependendo da abordagem; o bloqueio do plexo braquial interescaleno está associado a uma taxa de 50-100% de bloqueio do nervo frênico, dependendo do volume do anestésico local usado, enquanto que a abordagem axilar é efetivamente zero. As taxas de bloqueio do nervo frênico para as abordagens supraclavicular e infraclavicular variam nos relatos, mas estão entre 0 e 60%.

Um bloqueio do plexo braquial colocaria a paciente em risco de pneumotórax bilateral?

O risco de pneumotórax é importante neste caso. A paciente já tem um pneumotórax contralateral, e uma segunda punção pleural iatrogênica pode fazer com que ela sofra sério comprometimento respiratório. O risco real do bloqueio do plexo braquial é, em grande parte, desconhecido, particularmente porque a apresentação clínica é geralmente retardada em 10-12 horas e pode ser sutil. Presumivelmente, existem pneumotóraxes não detectados e não relatados que complicam o bloqueio do plexo braquial.

A abordagem supraclavicular foi associada a uma incidência de pneumotórax de 0,6-6,1%, embora estes dados tenham mais de 50 anos, incluindo um pequeno número de pacientes, e reflete a técnica de Kulenkampff raramente usada. Duas séries recentes de casos prospectivos que incluem mais de 3.000 pacientes não relataram pneumotórax com o uso da técnica perivascular subclávia. Sabe-se menos sobre a verdadeira incidência desta complicação através das abordagens interescalena e infraclavicular, embora ambas tenham sido relatadas. A orientação por ultrassom foi defendida como um meio de reduzir mais esta complicação, embora de forma nenhuma ela seja uma garantia de colocação da agulha extrapleural; foram descritos pneumotóraces com ambos os bloqueios guiados por ultrassom, supraclavicular e infraclavicular.

Particularmente, neste caso, onde já existe um pneumotórax contralateral, parece prudente evitar a abordagem que traz a ponta da agulha para mais perto da pleura. Das quatro abordagens comuns, a supraclavicular e infraclavicular requerem deposição de anestésico local em íntima proximidade com a parede torácica (Figura 19.1), enquanto que a interescalena e axilar possuem uma maior margem de segurança anatômica para pneumotórax.

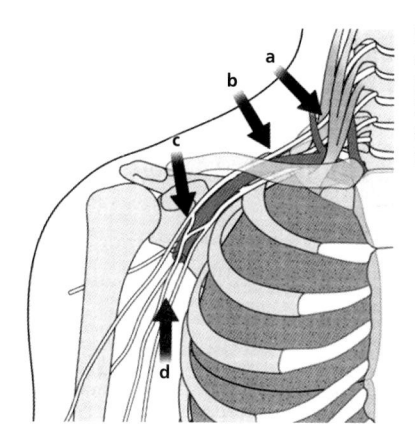

Figura 19.1 Secção coronal do tórax mostrando a relação das diferentes abordagens ao plexo braquial e a proximidade da parede torácica. Anatomicamente, as abordagens interescalena (a) e axilar (d) são menos prováveis de resultar em pneumotórax do que as abordagens supraclavicular (b) e infraclavicular (c).

Quais são as considerações práticas para a realização do bloqueio do plexo braquial em pacientes com uma fratura umeral proximal?

Esta é uma fratura dolorosa, e a mobilização do membro deve ser minimizada, se possível. Por esta razão, o bloqueio axilar do plexo braquial não é ideal, já que requer abdução do braço. Igualmente, se é usada estimulação nervosa, deve ser estabelecida uma corrente de baixa intensidade (p. ex., < 0,5 mA) antes da inserção da agulha de modo que a resposta motora não seja excessiva. Em nossa instituição, frequentemente mantemos o estimulador desligado durante o avanço da agulha com ultrassom e somente o ligamos para confirmação depois que a agulha está "estacionada" próxima ao nervo. O posicionamento e a ergonomia do paciente são importantes e, se possível, o paciente deve ser colocado na posição mais confortável que permita acesso adequado ao local de inserção da agulha. A posição semilateral é, com frequência, um bom meio-termo destes dois objetivos.

Você realiza um bloqueio interescaleno de injeção única sem intercorrências. Dois dias depois você é chamado para ver esta paciente porque ela está queixando-se de dormência residual ao longo do aspecto lateral do braço e antebraço volar. O exame revela força normal no braço direito, mas parestesia na distribuição de C5/C6.

Qual é o seu curso de ação?

A lesão no nervo é uma complicação temida da anestesia regional. Existem vários mecanismos chave de lesões, relacionados com os bloqueios nervosos, incluindo trauma mecânico pela agulha, toxicidade direta dos anestésicos locais (especialmente se injetados intraneuralmente) e isquemia por vasoconstritores como a epinefrina. Entretanto, a disfunção neurológica após bloqueio nervoso periférico nem sempre é um resultado do anestésico e pode estar relacionada com lesão vascular, compressão por torniquetes ou gesso ou uma lesão relacionada com o posicionamento ou o trauma cirúrgico. Uma neuropatia subclínica preexistente também pode desempenhar um papel no desenvolvimento de sintomas após a cirurgia (p. ex., síndrome do duplo esmagamento). Depois que o clínico foi alertado para o déficit, o acompanhamento meticuloso e a atenção e preocupações do paciente seguem um longo caminho até a resolução positiva do problema.

Capítulo 19: Complicações do bloqueio do plexo braquial

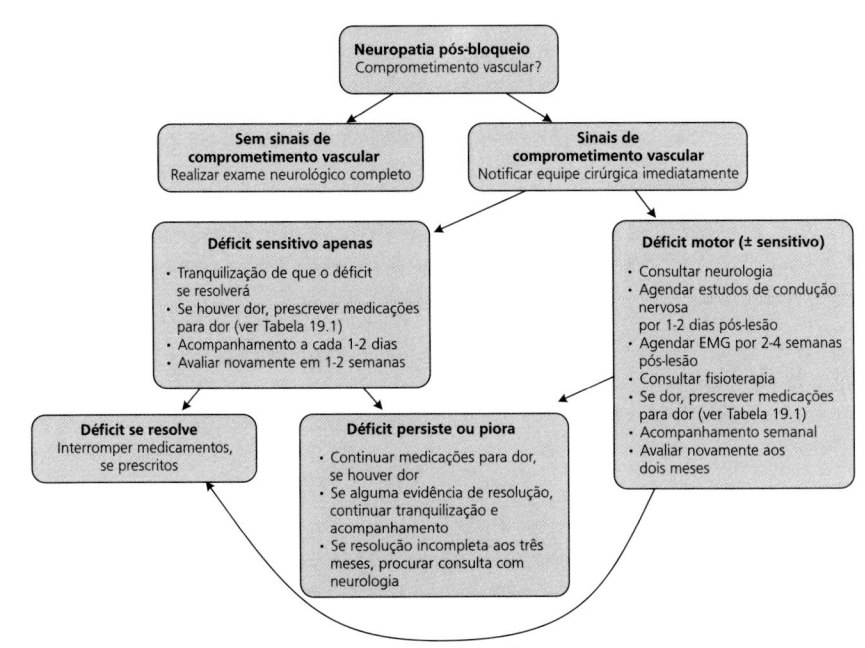

```
                    ┌─────────────────────────┐
                    │  Neuropatia pós-bloqueio │
                    │ Comprometimento vascular?│
                    └─────────────────────────┘
                       ↙                    ↘
    ┌──────────────────────────┐    ┌──────────────────────────────┐
    │     Sem sinais de        │    │       Sinais de              │
    │ comprometimento vascular │    │  comprometimento vascular    │
    │ Realizar exame           │    │ Notificar equipe cirúrgica   │
    │ neurológico completo     │    │ imediatamente                │
    └──────────────────────────┘    └──────────────────────────────┘
              ↙           ↘                         ↓
┌──────────────────────────┐  ┌──────────────────────────────────────┐
│  Déficit sensitivo apenas│  │   Déficit motor (± sensitivo)        │
│ • Tranquilização de que  │  │ • Consultar neurologia               │
│   o déficit se resolverá │  │ • Agendar estudos de condução        │
│ • Se houver dor,         │  │   nervosa                            │
│   prescrever medicações  │  │   por 1-2 dias pós-lesão             │
│   para dor (ver Tabela   │  │ • Agendar EMG por 2-4 semanas        │
│   19.1)                  │  │   pós-lesão                          │
│ • Acompanhamento a cada  │  │ • Consultar fisioterapia             │
│   1-2 dias               │  │ • Se dor, prescrever medicações      │
│ • Avaliar novamente em   │  │   para dor (ver Tabela 19.1)         │
│   1-2 semanas            │  │ • Acompanhamento semanal             │
└──────────────────────────┘  │ • Avaliar novamente aos              │
         ↙        ↘           │   dois meses                         │
┌────────────┐ ┌─────────────┐└──────────────────────────────────────┘
│ Déficit se │ │ Déficit     │
│ resolve    │ │ persiste ou │
│ Interromper│ │ piora       │
│ medicamen- │ │ • Continuar │
│ tos, se    │ │   medicações│
│ prescritos │ │   para dor, │
└────────────┘ │   se houver │
               │   dor       │
               │ • Se alguma │
               │   evidência │
               │   de reso-  │
               │   lução,    │
               │   continuar │
               │   tranquili-│
               │   zação e   │
               │   acompanha-│
               │   mento     │
               │ • Se reso-  │
               │   lução in- │
               │   completa  │
               │   aos três  │
               │   meses,    │
               │   procurar  │
               │   consulta  │
               │   com neu-  │
               │   rologia   │
               └─────────────┘
```

Figura 19.2 Algoritmo para manejo de neuropatia pós-bloqueio.

A grande maioria dos "bloqueios prolongados" e neuropatias sensoriais leves se resolve espontaneamente com o tempo, geralmente desaparecendo em 2-6 semanas, embora uma pequena fração requeira até 3 meses ou mais para resolver-se completamente. Um déficit motor é uma indicação para consultar a neurologia, já que representa um prognóstico mais sério. Um algoritmo para o manejo de neuropatias pós-bloqueio é descrito na Figura 19.2. Observe que a lesão vascular deve ser excluída primeiro, pois esta é uma causa reversível que pode ter consequências devastadoras se não corrigida imediatamente.

São indicados estudos neurológicos se o paciente tiver um déficit motor ou se um déficit sensorial não se resolver. Existem dois tipos de testes eletrofisiológicos que podem ajudar a delinear a natureza de uma lesão nervosa, particularmente onde ela se encontra e há quanto tempo está presente.

1. **Estudos da condução nervosa:** são realizados através da estimulação de eletrodos cutâneos e registrando a atividade neural descendente ao longo do curso de um nervo. É calculada a velocidade de condução entre os dois pontos, e a amplitude da resposta é medida. Uma redução na velocidade de condução indica dano na mielina, enquanto que um decréscimo na amplitude sugere dano axonal. Uma lesão nervosa pode ser detectada em 1-2 dias após a lesão, quando estes estudos devem ser realizados. Se anormal, a lesão deve ser localizada usando eletromiografia.
2. **Eletromiografia (EMG):** este teste é realizado através do registro da atividade mioelétrica proveniente de pequenos eletrodos colocados em músculos alvo. Por exemplo, se o nervo musculocutâneo apresentou anormalidades nos estudos da condução nervosa, deve ser realizada uma EMG do bíceps. No entanto, a lesão pode ser mais proximal (i. e., no nível do tronco superior) e, então, é sugerido o teste de vários outros músculos (p. ex., deltoide, peitoral) para confirmar a localização da lesão. Músculos normalmente inerva-

Tabela 19.1 Medicamentos comumente prescritos para o manejo de dor neuropática

Medicamento	Notas clínicas
	Tratamento de primeira linha
Antidepressivos tricíclicos	• P. ex., amitriptilina, nortriptilina, imipramina, desipramina • Múltiplas ações: bloqueia a recaptação da serotonina, norepinefrina, receptores de NMDA e canais de sódio • Efeitos colaterais: boca seca, constipação, visão turva, ortostase, sedação, prolongamento do intervalo QT
Inibidores da recaptação da serotonina-norepinefrina (SNRIs)	• P. ex., venlafaxina, duloxetina • Efeitos colaterais: sonolência, tontura, fadiga, cefaleia, visão turva, retenção urinária
Gabapentina/pregabalina	• Bloqueia canais neuronais de cálcio, alterando o equilíbrio das vias inibitórias e excitatórias • Efeitos colaterais: sonolência, sedação
	Tratamento de segunda linha
Tramadol	• Atividade agonista Mu; também inibição da recaptação da norepinefrina e serotonina • Baixa incidência de constipação comparada com outros opioides • Risco mínimo de abuso
Opioides	• Oxicodona mais comumente estudada e prescrita • Potencial alto de abuso
Pomada de capsaicina	• Componente vaniloide encontrado na pimenta malagueta • Queima quando aplicada inicialmente, limitando a aceitação do paciente

dos não apresentam atividade espontânea na EMG; após 2-4 semanas de desenervação, ocorrerá fibrilação espontânea. Alguns clínicos sugerem que o teste com EMG seja feito nos primeiros dias após uma lesão para excluir lesão neuromuscular preexistente, pois uma nova lesão levará várias semanas para se manifestar.

Se o paciente se queixar de dor como parte da sua síndrome, ele deve receber medicamentos que tratem dor neuropática (Tabela 19.1). Isto é geralmente mais bem-feito através do encaminhamento a um especialista em dor crônica ou um neurologista.

Leitura adicional

Aminoff, M. J. (2004). Electrophysiologic testing for the diagnosis of peripheral nerve injuries. *Anesthesiology,* 100, 1298-303.

Attal, N., Cruccu, G., Baron, R. *et al.* (2010). EFNS guidelines on the pharmacological treatment of neuropathic pain: 2010 revision. *European Journal of Neurology: The Official Journal of the European Federation of Neurological Societies,* 17, 1113-e88.

Bhatia, A., Lai, J., Chan, V. W. S., Brull, R. (2010). Case report: pneumothorax as a complication of the ultrasound-guided supraclavicular approach for brachial plexus block. *Anesthesia and Analgesia,* 111, 817-19.

Borgeat, A., Aguirre, J., Curt, A. (2010). Case scenario: neurologic complication after continuous interscalene block *Anesthesiology,* 112, 742-5.

Crews, J. C., Gerancher, J. C., Weller, R. S. (2007). Pneumothorax after coracoid infraclavicular brachial plexus block *Anesthesia and Analgesia,* 105, 275-7.

Neal, J. M. (2010). Ultrasound-guided regional anesthesia and patient safety: An evidence-based analysis. *Regional Anesthesia and Pain Medicine,* 35, S59-S67.

Sanchez, H. B., Mariano, E. R., Abrams, R., Meunier, M. (2008). Pneumothorax following infraclavicular brachial plexus block for hand surgery. *Orthopedics,* **31,** 709.

Sugiura, T., Akiyoshi, R., Kato, R., Sasano, H., Sobue, K. (2011). [Interscalene block combined with general anesthesia under spontaneous breathing in a patient with a giant bulla]. *Masui. The Japanese Journal of Anesthesiology,* **60,** 1101-3.

Capítulo 20

Anestesia regional e trauma na gravidez

Aspectos principais do caso
1. Manejo do trauma na paciente grávida.
2. Técnicas regionais para fratura da tíbia distal.

Apresentação do caso
Uma mulher grávida de 24 anos que é G1P0 com 36 semanas de gestação cai em casa enquanto está descendo uma escada. Ela bate com cabeça, pescoço e costas antes de cair sobre o tornozelo. Seu marido chama uma ambulância, e ela é levada ao pronto-socorro, onde se mostra extremamente ansiosa e amedrontada, mas capaz de responder apropriadamente, com um GCS de 15. Ela se queixa de dor generalizada por todo o corpo, mas, especialmente, na região lombar e no tornozelo esquerdo, que tem uma deformidade óbvia em valgo. Seus sinais vitais são HR 111, BP 146/89, RR 20, T 30°C. O monitor fetal mostra um ritmo cardíaco fetal de 145 com variabilidade apropriada. O exame FAST não mostra fluido livre no abdome, sua pélvis parece estável, e não há sangramento ou fluido amniótico na vagina. O exame laboratorial revela uma hemoglobina de 10,5 mg/dL; o restante do exame está dentro dos limites normais. Um MRI da sua coluna não mostra lesão óssea ou de tecido mole. Filmes simples do seu tornozelo esquerdo mostram uma fratura bimaleolar.

Discussão do caso

Qual é a epidemiologia do trauma na gravidez?
Trauma é a causa mais comum de morte materna durante a gravidez no mundo desenvolvido. Como a maioria das lesões são menores e não relatadas, a incidência real é desconhecida, mas os dados de registros de traumas sugerem que ele ocorre em 6-7% de todas as gravidezes. Acidente com veículo automotor ainda é a causa principal de trauma neste grupo, embora a violência doméstica seja relativamente frequente, ocorrendo em até 30% de todas as gravidezes. Ignorando as lesões relacionadas com o útero gravídico, as mulheres grávidas têm mais probabilidade de incorrer em sérias lesões abdominais, porém menos probabilidade de sofrer lesões na cabeça ou no tórax, comparadas a pacientes não grávidas.

Quais são as considerações referentes ao manejo inicial da paciente grávida com trauma?
A gravidez causa alterações fisiológicas e anatômicas significativas que influenciam a avaliação da paciente, além da abordagem e das respostas à ressuscitação (Tabela 20.1). Uma vez que existem dois pacientes envolvidos, a mãe e o feto, o monitoramento fetal e a atenção multidisci-

Tabela 20.1 Alterações fisiológicas e anatômicas da gravidez e seu impacto na ressuscitação inicial

Alterações fisiológicas (a termo)	Significância no trauma
Inchaço e friabilidade nas vias aéreas	Ventilação com máscara, intubação difícil; sangramento das vias aéreas
Ventilação minuto ↑ em 45% ($PaCO_2$ = 30 mmHg)	Um $PaCO_2$ "normal" pode significar insuficiência respiratória iminente
↓ Capacidade funcional residual em 20%	Propensão a dessaturação rápida
↑ Volume sanguíneo em 45%, relativo ↓ em Hb (11-12 g/dL)	Pode perder 1.200-1.500 mL de sangue antes de demonstrar sinais de hipovolemia
↑ Débito cardíaco em 50%	Pode mascarar hipovolemia
Compressão aortocaval pelo útero	Necessidade de deslocamento uterino para a esquerda durante ressuscitação
Estado hipercoagulável	Propensão à trombose
Glândula hipofisária ↑ até 50% em tamanho	Choque pode causar infarto hipofisário
Útero gravídico se estende até a margem costal	Útero, feto e placenta em risco de trauma abdominal fechado; intestino empurrado cefálico e mais protegido pelas costelas
Cabeça fetal dentro da pélvis (se vértice)	Fratura pélvica pode resultar em fratura do crânio/lesão intracraniana
Alargamento da sínfese púbica e articulações sacroilíacas	Deve ser levado em conta quando da interpretação de filmes pélvicos

plinar coordenada com anestesistas, cirurgiões de trauma, obstetras e médicos de medicina de urgência é essencial; no entanto, a primeira prioridade reside na ressuscitação da mãe, pois o cuidado ideal da mãe assegura a melhor chance para o feto. O monitoramento fetal contínuo com um cardiotoco dinamômetro é recomendado após 20-24 semanas de gestação.

As prioridades do tratamento inicial para uma paciente grávida lesionada são essencialmente as mesmas que para a paciente não grávida (i. e., as vias aéreas ainda precisam ser avaliadas e tratadas primeiro). A lavagem peritoneal diagnóstica é raramente usada para avaliação de lesão abdominal significativa nestas pacientes em virtude do risco de lesionar o útero, embora a abordagem aberta supraumbilical tenha sido usada com segurança. O exame FAST não envolve radiação e é não invasivo para este fim. O exame sonográfico do útero, da placenta e do feto deve ser realizado sempre que possível, tanto para confirmar o bem-estar fetal quanto para excluir condições ameaçadoras à vida, como descolamento da placenta e ruptura uterina. O uso de raios X e CT não deve ser recusado por causa da gravidez se indicado no cuidado da mãe, mas a proteção do abdome deve ser feita quando viável para reduzir a exposição global. Finalmente, existem casos durante uma parada cardiopulmonar materna em que o parto por cesariana pode, pelo menos, salvar a vida do feto. Nestas situações, a taxa de sucesso para o parto cesáreo perimortem cai dramaticamente após 5 minutos, e a pronta intervenção com CPR contínuo é crucial para um bom resultado neonatal.

Qual é a disposição das pacientes grávidas após um trauma menor?

Muitas pacientes grávidas com trauma menor podem ter alta para casa após um período de pelo menos 6 horas de monitoramento fetal, especialmente se o mecanismo da lesão não envolver o abdome e a pélvis.

Se ocorrer um dos seguintes eventos em qualquer momento, justifica-se a admissão e maior atenção por parte de um obstetra:
- Contrações/irritabilidade uterina.
- Padrão de ritmo cardíaco fetal não tranquilizador.
- Sangramento vaginal, vazamento de fluido amniótico, ou dor ou cãibra abdominal.
- Evidência de hipovolemia.

A paciente é transferida para o andar pré-natal para observação, enquanto espera pela redução aberta e fixação interna (ORIF) da sua fratura no tornozelo agendada para a manhã seguinte. Você vai vê-la na preparação para a cirurgia e a encontra muito ansiosa quanto ao fato de receber anestesia.

Quais são as considerações em torno da anestesia geral na paciente grávida?

Apesar da preocupação por parte dos médicos e pacientes com relação ao efeito da anestesia no resultado da gravidez, nenhuma droga anestésica se revelou ser claramente teratogênica para o feto. Estudos iniciais do óxido nitroso e benzodiazepinas sugerindo uma associação com defeitos ao nascimento se mostraram muito confusos ou foram, posteriormente, refutados. No entanto, é prudente expor o feto a agentes o menos possível, especialmente com as evidências recentes que sugerem aptose neuronal acelerada no cérebro de roedores imaturos, com alterações comportamentais associadas. Também relevante é o pequeno aumento no risco de aborto espontâneo ou de parto prematuro após cirurgia não obstétrica em pacientes grávidas.

Outras considerações incluem o desafio de um estômago cheio, decréscimo na capacidade funcional residual com uma tendência à dessaturação rápida, um risco significativamente aumentado de dificuldade ou falha nas vias aéreas e aumento na concentração alveolar mínima para os anestésicos voláteis. As prioridades mais importantes durante qualquer anestésico em uma paciente grávida são manter a oxigenação adequada e a pressão sanguínea arterial sistêmica (em virtude da dependência relativamente passiva da circulação uteroplacentária).

Você fala com a paciente e combinam uma técnica de bloqueio nervoso periférico. Quais nervos requerem bloqueio para ORIF de uma fratura bimaleolar?

O nervo ciático inerva toda a perna abaixo do joelho, com exceção de uma faixa cutânea variável que desce do joelho até a área do maléolo medial – esta é inervada pelo nervo safeno, o ramo terminal do nervo femoral. Qualquer procedimento envolvendo uma incisão sobre o maléolo medial motiva o bloqueio do nervo safeno (ou o nervo femoral, que resulta em um bloqueio do nervo safeno). A combinação ideal de bloqueios para este procedimento é um bloqueio nervoso ciático (em qualquer nível) mais um safeno.

O que influencia a escolha da abordagem do nervo ciático? Um bloqueio safeno é tão bom quanto um bloqueio femoral?

O nervo ciático pode ser bloqueado desde a área parassacral proximalmente para baixo até a fossa poplítea, e qualquer uma destas abordagens proporciona excelente anestesia/analgesia para toda a perna abaixo do joelho (exceto o território cutâneo do nervo safeno). As abordagens mais proximais (como a subglútea ou parassacral) provavelmente também bloqueiam o nervo cutâneo posterior da coxa, embora, para a maioria das indicações, a analgesia cutânea da coxa posterior tenha pouca importância. Além disso, quanto mais proximal o bloqueio, mais as unidades motoras do tendão são bloqueadas. Embora isso possa ter pouca importância peroperatoriamente, o prejuízo no tendão pode afetar adversamente a satisfação da paciente se for planejado um bloqueio de duração prolongada, pois é mais difícil fazer ajustes menores em posição para conforto pós-operatoriamente.

O posicionamento é importante no trauma por razões de conforto e manutenção da imobilidade espinal ou esquelética. Por esta razão, a menos que contraindicado, nós geralmente favorecemos uma abordagem supina do nervo ciático em nossa instituição, via abordagem poplítea ou anterior (ver Capítulo 17).

Um argumento semelhante pode ser usado para a realização de um bloqueio nervoso safeno distalmente; uma vez que menos fibras motoras são bloqueadas em comparação com o bloqueio femoral, a paciente ainda recebe excelente analgesia enquanto mantém a capacidade de estender o joelho, o que aumenta a satisfação da paciente. Uma advertência é que algumas abordagens do bloqueio safeno estão associadas a fracas taxas de sucesso – por exemplo, a abordagem comumente realizada envolvendo infiltração subcutânea abaixo do côndilo medial da tíbia conduz a resultados decepcionantes. Uma abordagem mais nova usando ultrassom foi associada a uma taxa de sucesso muito alta.

Você opta por realizar um bloqueio ciático poplíteo e um bloqueio nervoso.

Quais são as considerações técnicas para a realização destes bloqueios?

- A paciente pode ser colocada na posição semilateral esquerda, o que possibilita o deslocamento uterino da veia cava inferior, além do acesso adequado para ambos os bloqueios. O quadril inferior e o joelho devem ficar um pouco flexionados (Figura 20.1).
- A coxa anteromedial é preparada amplamente até o nível da coxa média.

Bloqueio nº 1: ciático poplíteo
- Um transdutor linear é colocado no aspecto posterior da fossa poplítea, no nível da prega. A uma profundidade de 2-3 cm, os vasos poplíteos devem ser óbvios; a identificação pode ser feita mais facilmente com Doppler colorido. Imediatamente superficial (e frequentemente lateral) à artéria está o nervo tibial. O nervo peroneal comum pode geralmente ser visto perto da borda lateral do monitor. É comum ser preciso alguma inclinação do transdutor para "trazer" o nervo tibial do fundo.
- O transdutor é, então, deslizado proximalmente por vários centímetros (Figura 20.2), enquanto se observa a fusão gradual dos nervos tibial e peroneal dentro de uma bainha comum do nervo ciático (Figura 20.3). O ponto no qual estes dois nervos estão a ponto de se unirem é o local ideal para realizar o bloqueio ciático, pois ele bloqueia confiavelmente e rapidamente os dois ramos em virtude do aumento da área superficial, e o nervo ainda está relativamente superficial (i. e., visível). À medida que o transdutor é movimentado mais proximalmente na coxa, o nervose torna-se mais profundo e mais difícil de ser visualizado.
- Uma agulha estimuladora de 10 cm é inserida em plano desde o aspecto medial do transdutor e avançada em direção aos nervos. O objetivo é colocar a ponta da agulha entre os

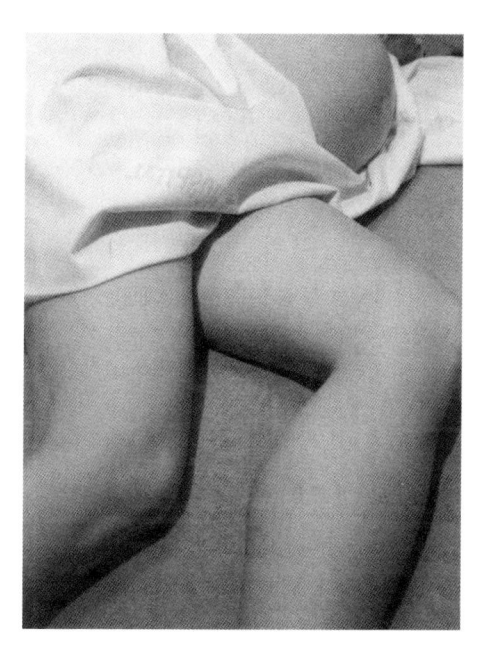

Capítulo 20: Anestesia regional e trauma na gravidez 139

Figura 20.1 Uma solução possível de posicionamento para o bloqueio do nervo ciático poplíteo e safeno em uma paciente grávida. A inclinação lateral para a esquerda expõe a coxa medial, o que facilita ambos os bloqueios e proporciona o deslocamento uterino da veia cava.

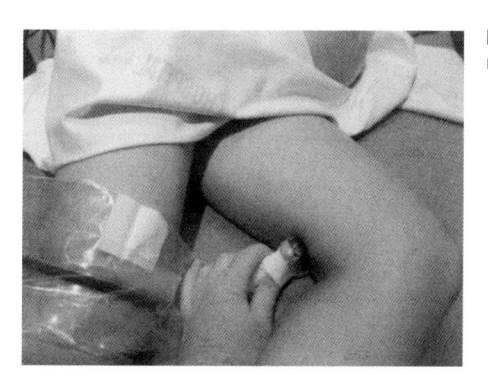

Figura 20.2 Posição do transdutor para bloqueio do nervo ciático poplíteo guiado por ultrassom.

nervos tibial e peroneal e depositar o anestésico local dentro da bainha do nervo comum. Se é usada a estimulação nervosa, o contato da ponta da agulha com cada um dos nervos está geralmente associado a uma resposta motora da panturrilha ou do pé. Após aspiração cuidadosa, são injetados 1-2 mL de anestésico local para confirmar o local apropriado da injeção, seguido pelo restante até completar 20 mL no total. Um anestésico local de ação prolongada e alta concentração é indicado para este procedimento cirúrgico doloroso (p. ex., ropivacaína 0,5%).

Bloqueio nº 2: safeno subsartorial
- A agulha é, então, removida, e o transdutor colocado na coxa anteromedial a aproximadamente 1/3 a meio caminho do fêmur (Figura 20.4).

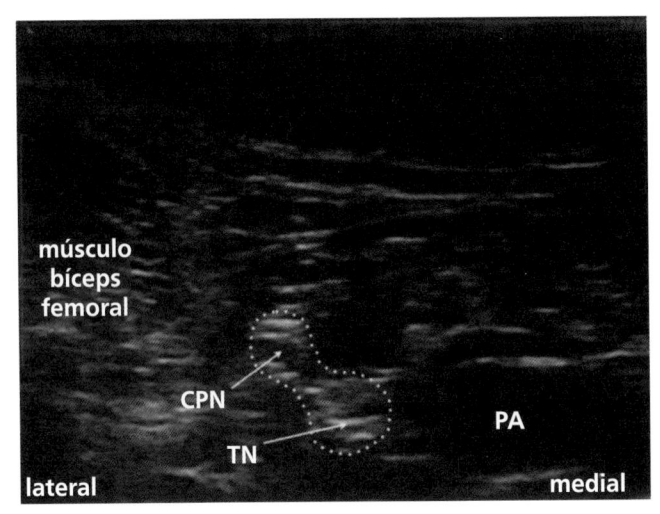

Figura 20.3 Sonoanatomia relevante para o bloqueio nervoso ciático poplíteo guiado por ultrassom. O nervo ciático é visualizado lateral (e ligeiramente superficial) à artéria poplítea (PA). Neste nível, o nervo está começando a bifurcar-se nas porções tibial (TN) e fibular comum (CPN), mas ainda compartilha uma bainha comum.

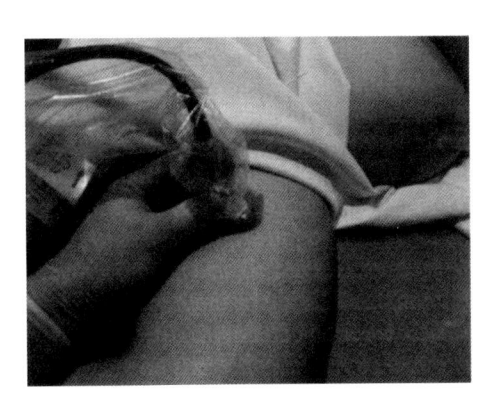

Figura 20.4 Posição do transdutor para bloqueio nervoso safeno subsartorial guiado por ultrassom. O transdutor é colocado na coxa anteromedial, aproximadamente no nível da metade femoral.

- A uma profundidade similar (aproximadamente 3 cm), a artéria femoral será visível localizada entre o músculo sartório, o músculo vasto medial e o músculo adutor longo no canal adutor (Figura 20.5). Os ramos terminais do nervo femoral, a saber, o nervo safeno e o nervo motor do vasto medial, também estão localizados no canal adutor. O nervo safeno está geralmente no aspecto lateral da artéria, mas viaja sobre a artéria para se posicionar no lado medial quando eles se aproximam do hiato adutor próximo à fossa poplítea.
- Depois que é obtida uma boa visão da artéria femoral e do canal adutor, uma agulha de pequeno calibre de 10 cm é inserida fora de plano ou em plano. Uma vantagem da abordagem fora de plano é que a agulha tem menos probabilidade de lesionar os vasos quando "aparecer" pela parede do fundo do músculo sartório comparada com a abordagem no plano se o alvo for depositar anestésico local no aspecto lateral do vaso (Figura 20.6).
- Após aspiração do sangue, é administrado um pequeno *bolus* (1-2 mL) de anestésico local para confirmar a colocação correta, seguido pelo restante de um total de 5-10 mL.

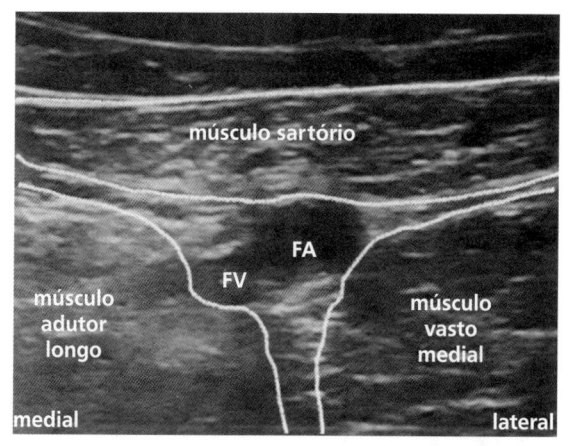

Figura 20.5 Sonoanatomia relevante para o bloqueio nervoso safeno subsartorial. O canal adutor é formado pelo músculo sartório superficialmente, o músculo adutor longo, medialmente e o vasto medial, lateralmente. Além do nervo safeno (frequentemente não visualizado), o canal adutor também contém a artéria femoral (FA) e a veia femoral (FV).

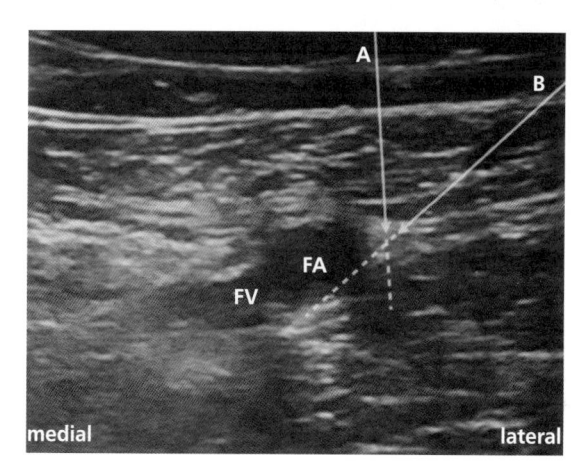

Figura 20.6 Dois caminhos possíveis da agulha para bloqueio nervoso safeno subsartorial guiado por ultrassom. A abordagem fora de plano (A) protege contra lesão vascular no caso do avanço da agulha inadvertidamente profundo *(linhas tracejadas)*, contanto que a agulha esteja diretamente lateral à artéria. A profundidade excessiva da agulha durante o uso da abordagem em plano (B) pode resultar em punção vascular em decorrência do caminho projetado da agulha.

Leitura adicional

Chestnut D H, Polley L S, Tsen L C, Wong C A. (2009). *Chestnut's Obstetric Anesthesia: Principles and Practice: Expert Consult – Online and Print*, 4th edn. Philadelphia: Mosby.

Guntz, E., Herman, P., Debizet, E. *et al.* (2004). ciatic nerve block in the popliteal fossa: description of a new medial approach. *Canadian Journal of Anaesthesia*, **51**, 817-20.

Meroz, Y., Elchalal, U., Ginosar, Y. (2007). Initial trauma management in advanced pregnancy. *Anesthesiology Clinics*, **25**, 117-29.

Mirza, F. G., Devine, P. C., Gaddipati, S. (2010). Trauma in pregnancy: a systematic approach. *American Journal of Perinatology*, **27**, 579-86.

Reitman, E., Flood, P. (2011). Anaesthetic considerations for non-obstetric surgery during pregnancy. *British Journal of Anaesthesia*, **107** Suppl 1, i72-8.

Saranteas, T., Anagnostis, G., Paraskeuopoulos, T. *et al.* (2011). Anatomy and clinical implications of the ultrasound-guided subsartorial saphenous nerve block. *Regional Anesthesia and Pain Medicine*, **36**, 399-402.

Capítulo 21

Anestesia regional e o atleta lesionado

Aspectos principais do caso
1. Distribuição da analgesia com bloqueio plano do transverso do abdome.
2. Escolha dos bloqueios para o reparo do ligamento cruzado anterior.

Apresentação do caso
Um homem de 19 anos, patinador de elite em velocidade, está treinando em um curso oval quando ocorre uma colisão com outro patinador, fazendo com que ambos se choquem. Apesar de usar capacete, ele sofre uma breve perda de consciência quando sua cabeça bate no gelo. Ele é levado a um hospital próximo, onde é identificado que ele tem um GCS de 15, com sinais vitais estáveis e nenhuma lesão óbvia ameaçadora à vida. O exame revela uma laceração de 14 cm da parede abdominal anterior que se estende até a camada muscular, causada pelos patins do outro atleta. Ele também tem o joelho esquerdo inchado e com dor. O exame FAST e a CT da cabeça e coluna cervical são normais. Uma tentativa de exploração do ferimento para determinar se ele se estende até o peritônio não tem sucesso em virtude do sangramento contínuo e da dor. Ele é levado ao bloco cirúrgico para irrigação, desbridamento e controle hemostático do seu ferimento abdominal. Ele é saudável em outros aspectos e comeu pela última vez 2 horas atrás.

Discussão do caso

Quais são as opções anestésicas para este caso?
1. **Anestesia geral:** enquanto são fornecidas condições adequadas de operação para este procedimento simples, existem algumas considerações que devem ser pesadas com cuidado. Este paciente está com o estômago cheio e está em risco de aspiração pulmonar. O que é mais importante, sua breve perda da consciência representa uma forma leve de lesão cerebral traumática que pode resultar em autorregulação cerebral prejudicada e edema cerebral. Uma resposta hipertensiva à intubação e/ou estimulação cirúrgica pode elevar a pressão intracraniana até um grau suficiente para piorar o seu *status* neurológico. Finalmente, algumas evidências mostram que anestesia inalatória no contexto de concussão promove edema cerebral.
2. **Anestesia epidural:** isto permitiria uma banda discreta de analgesia da parede abdominal enquanto deixaria o sensitivo relativamente intacto. Observe que toda a sedação dada para suplementar uma técnica anestésica regional pode resultar em hipercarbia e aumento da pressão intracraniana.

3. **Bloqueio nervoso periférico:** em virtude da grande extensão da laceração, uma grande área da parede abdominal precisa ser bloqueada. As opções incluem bloqueio paravertebral torácico e bloqueios do plano do transverso do abdome (TAP *block*).
4. **Anestesia local:** não é ideal em virtude do extenso tamanho da laceração e do potencial de toxicidade com grandes volumes de anestésico local.

Quais são as vantagens do TAP *block* em pacientes com trauma?

As vantagens incluem:

- Analgesia superior ao placebo.
- Evitação do bloqueio neuroaxial central em pacientes com coagulopatia estabelecida.
- Capacidade de reduzir a dose opioide e os efeitos colaterais relacionados com os opioides.
- Melhor tempo de extubação após a laparotomia.

Você decide realizar TAP blocks contínuos bilaterais para este paciente.

Quais são as considerações técnicas para o bloqueio do plano do transverso do abdome?

O bloqueio bem-sucedido do plano do transverso do abdome reside em guiar a agulha com ultrassom até o plano entre o transverso do abdome e os músculos oblíquos internos e depositar um grande volume de anestésico local para bloquear os nervos intercostais viajando em torno da lateral do tronco (Figura 21.1).

O exame de imagem da parede abdominal entre a margem costal e a crista ilíaca revela três camadas musculares, separadas pela fáscia hiperecoica: a camada oblíqua mais externa (EO), a oblíqua interna (IO) e o músculo transverso do abdome (TA) (Figura 21.2). Imediatamente abaixo deste último músculo encontra-se a fáscia transversal, seguida pelo peritônio e os intestinos abaixo, que podem ser visualizados se movendo com peristaltismo. Os nervos da parede abdominal não são consistentemente visíveis no TAP *block*.

A distribuição da anestesia na parede abdominal após TAP *block* não tem uma concordância integral. A maioria dos autores concorda que o bloqueio confiável dos dermatomas L1-T10 pode ser alcançado com os volumes usuais de anestésico local. Houve argumentos pelo bloqueio até T7, mas estes resultados não são reproduzíveis com consistência. Isto pode estar relacionado com a escolha da técnica – alguns clínicos alegam que uma injeção realizada mais posteriormente (próxima à crista ilíaca posterolateral) pode capturar ramos de ordem superior dos nervos T7-L1 em proximidade íntima antes de eles divergirem na parede abdominal anterior. Isto não foi suficientemente esclarecido na literatura. Três abordagens distintas foram descritas (subcostal, posterior/triângulo de Petit e axilar média), embora não tenha sido demonstrado definitivamente uma superioridade de qualquer uma das técnicas, e a abordagem mais comum permanece sendo a axilar média, conforme descrito abaixo.

Tipicamente, este bloqueio é realizado na posição supina. A crista ilíaca e a margem costal devem ser palpadas e o espaço entre elas (geralmente 5-10 cm) identificado como a localização do transdutor. Os pacientes pediátricos são quase sempre induzidos com anestesia geral antes do bloqueio; esta é uma opção também para adultos.

Com o paciente em posição supina, a pele é desinfetada, e o transdutor é colocado sobre a pele. As três camadas musculares devem ser identificadas. Deslizar o transdutor cefálico ou caudal fará com que os músculos pareçam se mover, auxiliando na sua identificação. De-

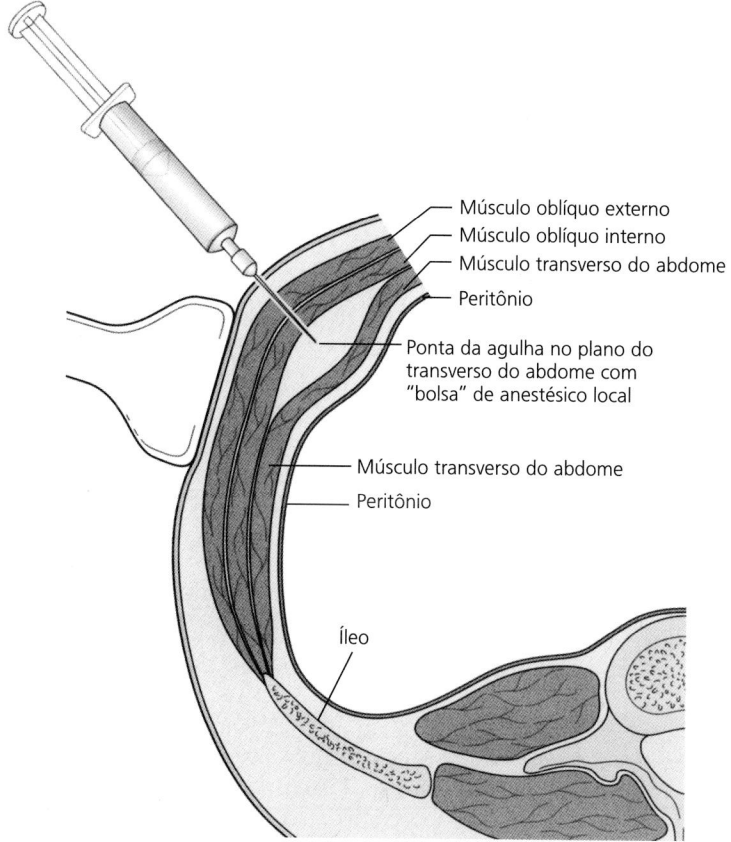

Capítulo 21: Anestesia regional e o atleta lesionado

Figura 21.1 Seção transversal da parede abdominal mostrando as três camadas musculares. O TAP *block* é realizado colocando anestésico local entre as camadas oblíqua interna e transversa do abdome.

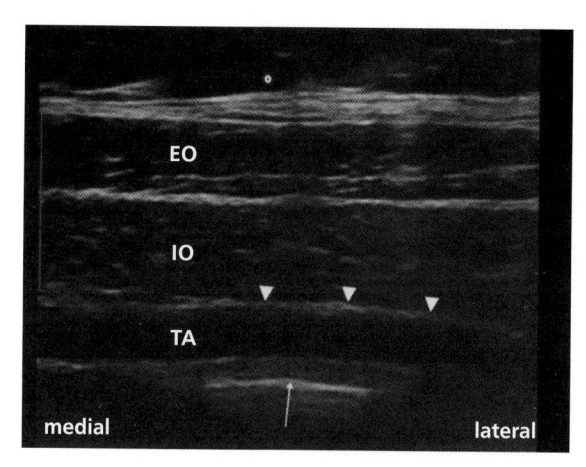

Figura 21.2 Sonoanatomia relevante para o TAP *block*. As pontas de seta correspondem ao plano-alvo entre os músculos oblíquo interno (IO) e transverso do abdome (TA). Observe o peritônio (seta) imediatamente no fundo da fáscia transversal. EO, oblíquo externo.

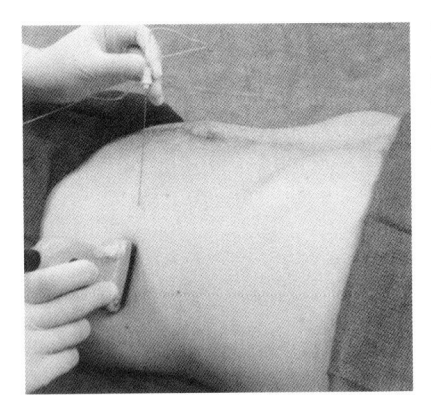

Capítulo 21: Anestesia regional e o atleta lesionado

Figura 21.3 Posição do transdutor e agulha para bloqueio do plano transverso do abdome guiado por ultrassom. Uma agulha relativamente longa (100 mm) é usada para manter o caminho da agulha superficial com relação à superfície do transdutor, aumentando, assim, a probabilidade de visualização.

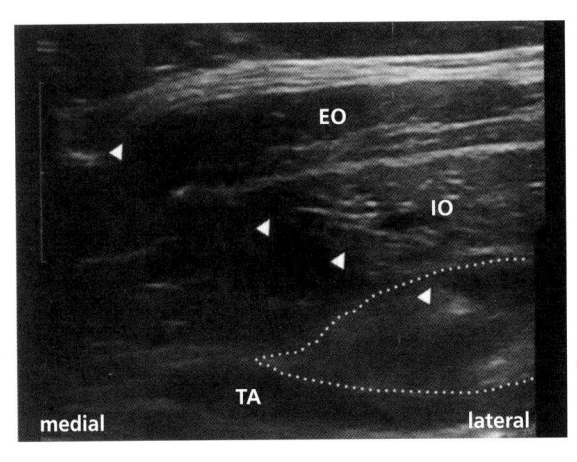

Figura 21.4 Camadas musculares da parede abdominal mostrando uma agulha *(pontas de seta)* se estendendo até o plano do transverso do abdome. O anestésico local foi injetado, deprimindo o músculo transverso do abdome (TA) e criando uma bolsa alongada de injetado (seção pontilhada) que anestesiará os nervos. EO, oblíquo externo; IO, oblíquo interno.

pois de orientada, é feito, então, um botão anestésico na pele 2-3 cm medial ao aspecto medial do transdutor, e a agulha é inserida no plano em uma orientação medial-para-lateral (Figura 21.3). A agulha é guiada através do tecido subcutâneo, músculo oblíquo externo e músculo oblíquo interno. Um "estalo" pode ser visto e sentido quando a ponta da agulha entra no plano entre os dois músculos. Depois da aspiração suave, é injetado 1-2 mL de anestésico local para verificar a localização da ponta da agulha. Quando a injeção do anestésico local parece ser intramuscular, a agulha é avançada cuidadosamente outros 1-2 mm, e outro *bolus* é administrado. Isto é repetido até que seja atingida a difusão no plano correto (Figura 21.4).

Em um paciente adulto, 20 mL de anestésico local por lado é geralmente suficiente para um bloqueio de sucesso. Em crianças, um volume de 0,4 mL/kg por lado é adequado para a analgesia efetiva quando é usada a orientação por ultrassom.

O quanto funcionam TAP *blocks*?

A literatura estabelecida sobre os TAP blocks é um tanto contraditória. Em uma revisão sistemática recente, Abdallah *et al.* (2012) examinaram 18 estudos controlados randomizados que foram publicados sobre o tópico e chegaram às seguintes conclusões:

- Os bloqueios do plano transverso do abdome são seguros. Nenhum ensaio relatou qualquer complicação relacionada com o bloqueio.
- Os TAP *blocks* proporcionam algum benefício analgésico para uma variedade de procedimentos cirúrgicos, mas o sucesso depende de muitos fatores, como o local de inserção da agulha e a contribuição relativa da dor visceral *versus* da parede abdominal. Exemplos de procedimentos que parecem beneficiar-se são: cirurgia colorretal, apendectomia (aberta ou laparoscópica) e colecistectomia laparoscópica.
- Foram descritas três técnicas gerais para onde o bloqueio é realizado: na linha axilar média, logo acima da crista ilíaca no assim chamado triângulo de Petit e na área subcostal. Pode haver uma tendência a um maior sucesso quando é usada a abordagem do triângulo de Petit.
- Parece não haver uma associação entre a concentração de anestésico local e o sucesso do bloqueio, e concentrações baixas com 0,2% de ropivacaína parecem ser adequadas.
- Finalmente, TAP *block* é um bloqueio de campo compartimental, requerendo um volume suficiente de anestésico local (pelo menos 15-20 mL por lado) para efetuar uma difusão por vários dermátomos adequada.

O procedimento é completado sem intercorrências, e o ferimento é fechado primariamente. Os cateteres do TAP block são conectados às bombas de infusão reguladas para liberar 8 mL/h cada ou 0,2% de ropivacaína. No dia seguinte, o paciente é avaliado por um cirurgião ortopédico, e é constatado que ele tem um ligamento cruzado anterior rompido (ACL) do joelho esquerdo. É tomada a decisão de liberar o paciente para casa e agendá-lo para reconstrução artroscópica ambulatorial do ACL em 3 semanas.

O paciente deseja o mínimo de dor possível pós-operatoriamente. Qual é o seu plano analgésico para a reconstrução do ACL?

A reconstrução do ACL é um procedimento moderadamente doloroso. Em muitos centros ela é realizada como um procedimento ambulatorial, tornando o controle efetivo da dor ainda mais desafiador. O uso de técnicas de cateter contínuo nesta população pode ser muito eficaz, particularmente naqueles pacientes que estão em risco de efeitos colaterais relacionados com opioides. A reconstrução do ACL é tipicamente realizada sob anestesia geral combinada com vias aéreas com máscara laríngea e alguma combinação de bloqueios dos nervos periféricos. Os bloqueios são sempre feitos após indução de anestesia geral, mas antes da cirurgia, para reduzir a exigência de opioides intraoperatórios e para melhorar a recuperação.

A escolha de qual injeção única e quais bloqueios contínuos, serão realizados, depende, em grande parte, da extensão do procedimento. Todos os pacientes em nossa prática recebem um bloqueio nervoso femoral. Se o cirurgião planeja realizar autoenxerto do tendão, deve ser considerado um bloqueio nervoso ciático como um adjunto. Finalmente, apesar do bloqueio femoral e ciático, muitos pacientes ainda experimentam dor no aspecto posteromedial do joelho, uma área que é inervada por ramos articulares do nervo obturador. Por esta razão, um bloqueio do obturador é, geralmente, realizado no momento do bloqueio femoral.

A anestesia geral é induzida, e o cateter femoral é colocado com sucesso. O cirurgião está planejando usar aloenxerto cadavérico do tendão, portanto, o bloqueio do nervo ciático não é realizado. Você elege realizar um bloqueio do obturador antes de começar a cirurgia.

Quais são os aspectos técnicos de realizar um bloqueio do obturador guiado por ultrassom?

O bloqueio do nervo obturador é facilmente realizado antes ou depois do bloqueio do nervo femoral. O paciente é mantido na mesma posição (supina), e o acesso à área do bloqueio pode ser feita mais facilmente rotando externamente a coxa e abduzindo-a ligeiramente. O mesmo transdutor linear é deslizado medialmente por vários centímetros de onde os vasos femorais são geralmente visualizados (Figura 21.5). Neste ponto, a veia femoral deve ter recém-desaparecido do aspecto lateral da imagem. Quatro músculos devem estar evidentes na imagem do ultrassom: pectíneo, adutor longo, adutor curto e adutor magno (Figura 21.6). Situado nos planos entre o adutor longo, curto e pectíneo se encontra o ramo anterior do nervo obturador. Igualmente, o ramo posterior se encontra no plano fascial entre o adutor curto e o magno.

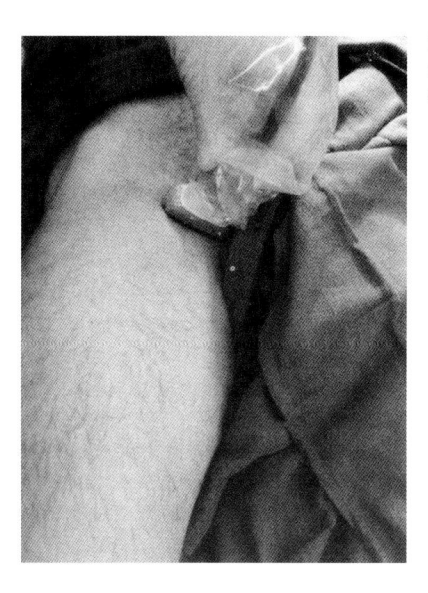

Figura 21.5 Posição do transdutor para bloqueio nervoso do obturador guiado por ultrassom. A coxa é levemente rotada externamente e abduzida.

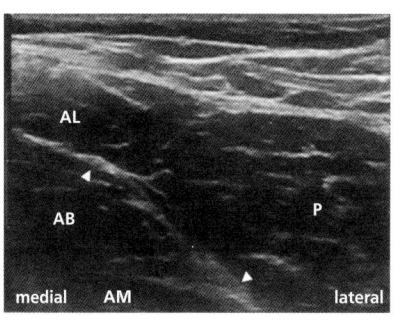

Figura 21.6 Sonoanatomia relevante para o bloqueio nervoso do obturador guiado por ultrassom.
As *pontas de seta* correspondem aos ramos anteriores e posteriores do nervo obturador. O ramo anterior está localizado superficialmente entre os adutores longo (AL) e curto (AB), enquanto o ramo posterior pode ser encontrado no plano que separa o adutor curto, o adutor magno (AM) e o pectíneo (P).

O objetivo do bloqueio é colocar 5-10 mL de anestésico local em plano, intermusculares, para cada nervo. Ambos os nervos abastecem a inervação motora do grupo adutor, mas somente o ramo posterior abastece os ramos articulares do joelho. Como tal, nós tipicamente bloqueamos apenas o ramo posterior para cirurgia do ACL. O ramo anterior transporta fibras articulares até a articulação da coxa, mas elas saem do nervo principal proximal a este nível, e um bloqueio do plexo lombar é necessário para bloquear aqueles ramos efetivamente.

Uma agulha de bloqueio de 10 cm pode ser avançada no plano desde o lado medial, tomando cuidado para não puncionar a veia femoral, ou fora do plano. Ambas as abordagens são fáceis, e ambas estão associadas a excelentes taxas de sucesso. A estimulação nervosa é uma ferramenta confirmatória útil; a localização da ponta da agulha dentro do músculo adutor resultará em uma leve contração difusa, mas, quando estimulado cada ramo do nervo, é observada uma enérgica resposta de adução da coxa.

Referências e leitura adicional

Abdallah, F. W., Chan, V. W., Brull, R. (2012). Transversus abdominis plane block: a systematic review. *Regional Anesthesia and Pain Medicine*, **37**, 193-209.

Allcock, E., Spencer, E., Frazer, R., Applegate, G., Buckenmaier, C., 3rd. (2010). Continuous transversus abdominis plane (TAP) block catheters in a combat surgical environment. *Pain Medicine (Malden, Mass.)*, **11**, 1426-9.

Hebbard, P. D., Barrington, M. J., Vasey, C. (2010). Ultrasound-guided continuous oblique subcostal transversus abdominis plane blockade: description of anatomy and clinical technique. *Regional Anesthesia and Pain Medicine*, **35**, 436-41.

Lee, T. H. W., Barrington, M. J., Tran, T. M. N., Wong, D., Hebbard, P. D. (2010). Comparison of extent of sensory block following posterior and subcostal approaches to ultrasound-guided transversus abdominis plane block. *Anaesthesia and Intensive Care*, **38**, 452-60.

Niraj, G., Kelkar, A., Jeyapalan, I. et al. (2011). Comparison of analgesic efficacy of subcostal transversus abdominis plane blocks with epidural analgesia following upper abdominal surgery. *Anaesthesia*, **66**, 465-71.

Sakura, S., Hara, K., Ota, J., Tadenuma, S. (2010). Ultrasound-guided peripheral nerve blocks for anterior cruciate ligament reconstruction: effect of obturator nerve block during and after surgery. *Journal of Anesthesia*, **24**, 411-17.

Sinha, S. K., Abrams, J. H., Houle, T. T., Weller, R. S. (2009). Ultrasound-guided obturator nerve block an interfascial injection approach without nerve stimulation. *Regional Anesthesia and Pain Medicine*, **34**, 261-4.

Índice Remissivo

Entradas acompanhadas por um *f* ou *t* itálico indicam Figuras e Tabelas, respectivamente.

A

Abdome
 fechamento do, 102
  cateteres da bainha do reto e, 102
  no trauma abdominal, 102
ABGs (Gases Sanguíneos Arteriais), 93
Acetaminofeno, 2*t*
Acidose, 124
ACL (Ligamento Cruzado Anterior)
 reconstrução do, 147
  plano analgésico para, 147
ACS (Síndrome Compartimental Aguda), 29, 101
 desenvolvimento de, 30
  propensão ao, 30
  perna, 30
 diagnóstico de, 31, 33
  bloqueio regional e, 33
  tardio, 33
  risco de, 33
 epidemiologia da, 31
 opções anestésicas, 34
 paciente, 34
  avaliação do, 34
  intervenções iniciais, 34
 patofisiologia da, 30
 tratamento, 32
ACTH (Hormônio Adrenocorticotrófico), 6
ADH (Hormônio Antidiurético), 74*t*
Agente(s)
 multimodais parenterais, 2*t*
  comumente usados, 2*t*
  no contexto de trauma, 2*t*
Agonista
 alfa-2, 2*t*
AL (Anestésico Local), *ver LA*
Alteração(ões)
 da gravidez, 136*t*
  impacto na ressuscitação inicial, 136*t*
  anatômicas, 136*t*
  fisiológicas, 136*t*

Amputação
 digital, 22
  manejo da, 22
  passos iniciais no, 22
 revisão de, 10*f*
  cateter colocado antes de, 10*f*
  ciático poplíteo, 10*f*
 traumática de membros, 123-127
  analgesia regional na, 124
  papel específico para, 124
  anestesia regional e, 123-127
  apresentação do caso, 123
  aspectos principais, 123
  discussão do caso, 123
Analgesia
 epidural, 99, 104
  impacto no resultado da, 104
  em pacientes sépticos, 104
  no trauma abdominal, 99
  falhas da, 99
 neuroaxial, 76
  uso de, 76
  INR elevado e, 76
 opções de, 48
  para rádio quebrado, 48
 padrões da, 1
  mudando os, 1
 pós-operatória, 23, 116
  opções para, 23, 116
   nas fraturas calcâneas, 116
   no reimplante digital, 23
 preemptiva, 10
  versus preventiva, 10
 regional, 124
  na amputação traumática, 124
  papel específico para, 124
Analgésico(s)
 regionais, 79
  no paciente com trauma, 79
  consentimento para procedimentos com, 79
Anestesia
 à articulação, 108
  do quadril, 108
   nervos bloqueados para, 108
 local, 44, 144
  no atleta lesionado, 144
  toxicidade sistêmica por, 44

 como é tratada, 44
 como se apresenta, 44
neuroaxial, 74, 76
 uso de, 76
  INR elevado e, 76
 versus GA, 74
 para cirurgia de fratura de quadril, 74*t*
epidural, 104, 143
 impacto no resultado da, 104
  em pacientes sépticos, 104
 no atleta lesionado, 143
regional, 5-7, 10, 13-20, 21-26, 29-35, 37-45, 47-53, 55-60, 63-68, 71-76, 79-85, 87-92, 93-98, 99-105, 107-112, 115-120, 123-127, 135-141, 143-149
 dor, 5-7, 10
  aguda, 5-7
   e resposta ao estresse, 5-7
  crônica, 10
 e amputação traumática, 123-127
  de membros, 123-127
 e atendimento em combate, 55-60
  apresentação do caso, 55
  aspectos principais, 55
  discussão do caso, 55
 e o atleta lesionado, 143-149
  apresentação do caso, 143
  aspectos principais, 143
  discussão do caso, 143
 e reimplante digital, 21-26
  apresentação do caso, 21
  aspectos principais, 21
  discussão do caso, 21
 e síndrome compartimental, 29-35
  apresentação do caso, 29
  aspectos principais, 29
  discussão do caso, 29
 e trauma, 47-53, 99-105, 115-120, 135-141
  abdominal penetrante, 99-105
  e sepse, 99-105

151

da extremidade inferior, 115-120
e CRPS, 47-53
na gravidez, 135-141
em pacientes com dificuldades, 109
nas vias aéreas, 109
no paciente, 79-85, 95, 107-112
intoxicado, 79-85
com trauma, 79-85
obeso, 107-112
considerações, 110
lesionado, 107-112
queimado, 95
desvantagens da, 95
vantagens da, 95
para fratura diafisária, 87-92
de úmero, 87-92
para NOF, 71-76
apresentação do caso, 71
aspectos principais, 71
discussão do caso, 71
para queimaduras, 93-98
apresentação do caso, 93
aspectos principais, 93
discussão do caso, 93
para trauma, 37-45, 63-68
pediátrico, 63-68
torácico, 37-45
fechado, 37-45
pré-hospitalar, 13-20
apresentação do caso, 13
aspectos principais, 13
discussão do caso, 13
Anestésico(s)
epidural como parte do, 102
primário, 58
técnicas regionais como, 58
regionais, 79
no paciente com trauma, 79
consentimento para procedimentos com, 79
Anticoagulação
cateter e, 23
no plexo braquial, 23
no reimplante digital, 23
Apoio Médico
durante confronto militar, 56
como é organizado, 56
Articulação
do quadril, 108
anestesia à, 108
nervos bloqueados para, 108
Atendimento
em combate, 55-60
anestesia regional e, 55-60

apresentação do caso, 55
aspectos principais, 55
discussão do caso, 55
Atleta
lesionado, 143-149
anestesia regional e o, 143-149
apresentação do caso, 143
aspectos principais, 143
discussão do caso, 143
ATLS (Suporte Avançado de Vida no Trauma), 22
Axila
sonoanatomia da, 50f, 51f

B

Bainha do Reto
bloqueio da, 102
considerações anatômicas, 102
sonoanatomia para, 103f
cateteres da, 102, 104f
bilaterais, 104f
após laparotomia mediana, 104f
e fechamento do abdome, 102
no trauma abdominal, 102
Bloqueio(s)
anestésico regional, 14
no campo, 14
vantagens, 14
axilares contínuos, 52f
cateter para, 52f
técnica para segurar o, 52f
da bainha do reto, 102, 103f
considerações anatômicas, 102
sonoanatomia para, 103f
da fáscia ilíaca, 15, 16, 17, 18f
anatomia relevante do, 16f
guiados por US, 18f
marcos para, 16f
no campo, 15, 17
efeitos adversos, 17
equipamento necessário, 15
taxa de sucesso, 17
sonoanatomia para, 18f
do nervo ciático, 117f, 126, 138, 139f
anterior, 117f
guiado por US, 117f
sonoanatomia para, 117f
poplíteo, 138, 139f
guiado por US, 139f
subglúteo, 126
guiado por US, 126
sonoanatomia para, 127f
do plexo braquial, 50f, 88f, 89f, 130, 131

AG versus, 130
axilar, 50f
guiados por US, 50f
interescaleno, 88f, 89f
guiado por US, 88f, 89f
na fratura umeral, 131
proximal, 131
risco de pneumotórax por, 130
bilateral, 130
do plexo lombar, 110f
pontos de referência para, 110f
em criança, 66
deve ser feito, 66
dormindo, 66
em vigília, 66
femoral, 72
guiados por US, 72
aspectos técnicos do, 72
guiados por US, 17
no campo, 17
infraclavicular, 24f, 25f
contínuo, 24f
guiados por US, 24f
sonoanatomia para, 25f
intercostais, 40, 41f
guiados por US, 40
considerações técnicas, 40
marcação para, 41f
posicionamento para, 41f
sonoanatomia para, 41f
nervoso, 15, 82f, 83f, 85f, 120, 140f, 148f
apropriado, 15
ciático poplíteo, 140f
guiado por US, 140f
do MN, 82f, 85f
guiado por US, 85f
posição do transdutor para, 82f
sonoanatomia para, 82f
do obturador, 148f
guiado por US, 148f
sonoanatomia para, 148f
do RN, 83f
posição do transdutor para, 83f
sonoanatomia para, 83f
do UM, 83f
posição do transdutor para, 83f
sonoanatomia para, 83f
em pacientes anestesiados, 120
prevenir lesão nervosa no, 120
monitores para, 120
no campo, 15
considerações de segurança, 15

safeno subsartorial, 141*f*
   guiado por US, 141*f*
   sonoanatomia para, 141*f*
neuropatia após, 132*f*
   manejo de, 132*f*
   algoritmo para, 132*f*
obturador, 148
   guiado por US, 148
   aspectos técnicos, 148
safeno, 137, 139
   ou femoral, 137
   subsartorial, 139
sensitivo, 116
   para cirurgia de tornozelo, 116
   nervos bloqueados para, 116
supraclavicular, 66
   após indução de GA, 66
   guiados por US, 66

C

Cateter(es)
   axilar, 50
      guiado por US, 50
      considerações técnicas, 50
   bilaterais, 104*f*
      na bainha do reto, 104*f*
      após laparotomia mediana, 104*f*
   ciático, 10*f*, 125
      poplíteo, 10*f*
         colocado antes de revisão de amputação, 10*f*
         melhor abordagem para, 125
   femoral, 97*f*
      localizações do, 97*f*
   infraclavicular, 24
      guiado por US, 24
      colocação de, 24
   no FN, 96
      orientado por US, 96
      em queimados, 96
   no plexo braquial, 23, 26, 49, 88, 89*f*
      contínuo, 49
      em fratura de rádio, 49
      interescaleno, 88, 89*f*
      guiado por US, 88, 89*f*
      no reimplante digital, 23
      anticoagulação e, 23
      benefícios, 26
      quanto tempo no lugar, 26
      riscos, 26
   nos nervos periféricos, 97
      infusão de anestésicos locais por, 97
      em queimados, 97

para bloqueios axilares, 52*f*
   contínuos, 52*f*
   técnica para segurar o, 52*f*
paravertebral, 42
   inserção de, 42
   considerações técnicas, 42
perineural, 26
   infecção relacionada com, 26
Cateterização
   perineural, 60
      de longo prazo, 60
      riscos na, 60
Cetamina, 2*t*
Cetorolac, 2*t*
Cirurgia
   da mão, 80, 81*t*
      opções anestésicas para, 81*t*
      regionais, 81*t*
      várias abordagens de PNB para, 80
      desvantagens, 80
      vantagens, 80
   de cotovelo, 66
      PNBs apropriados para, 66
   de fratura de quadril, 74*f*
      anestesia neuroaxial para, 74*t*
      versus GA, 74*t*
   de quadril, 75
      com PNB, 75
   de tornozelo, 116
      bloqueio sensitivo para, 116
      nervos bloqueados para, 116
CMC (Carpometacárpico), 79
   deslocamento do primeiro, 84
   redução do, 84
   nervos periféricos bloqueados para, 84
CNS (Sistema Nervoso Central), 5, 9
CO (Monóxido de Carbono), 93
Coagulação
   intravascular disseminada, 105
   paciente com, 105
   remoção do cateter do, 105
Combate
   atendimento em, 55-60
   anestesia regional e, 55-60
   apresentação do caso, 55
   aspectos principais, 55
   discussão do caso, 55
Compartimento(s)
   fasciais, 30*f*
   e suas estruturas, 30*f*
   neurovasculares, 30*f*
Condução
   nervosa, 132
   estudos da, 132

Confronto
   militar, 56
   apoio médico durante, 56
   como é organizado, 56
Consentimento
   questões em torno do, 79
   no paciente com trauma, 79
   para procedimentos, 79
      analgésicos regionais, 79
      anestésicos regionais, 79
Contusão
   pulmonar, 37
      diagnóstico de, 37
      exame por imagem no, 37
      fisiopatologia da, 37
COPD (Doença Pulmonar Obstrutiva Crônica), 47
Costela(s)
   multiplas fraturas de, 38
      resultado de, 38
      efeito no, 38
Cotovelo
   cirurgia de, 66
      PNBs apropriados para, 66
Criança(s)
   dor em, 64
      como é avaliada, 64
   lesão em, 64*t*
      padrões típicos de, 64*t*
      com base no mecanismo de lesão, 64*t*
   plexo braquial em, 67*f*
      supraclavicular, 67*f*
CRPS (Síndrome Dolorosa Complexa Regional), 1, 9
   incidência de, 52
   após fratura do antebraço, 52
   distal, 58
   risco de desenvolvimento de, 52
   intervenções para reduzir o, 52
   trauma e, 47-53
      anestesia regional e, 47-53
      apresentação do caso, 47
      aspectos principais, 47
      discussão do caso, 47

D

Dedo(s)
   quinto, 83
      fixação do, 83
      nervos anestesiados para, 83
   reimplante de, 21
      principais considerações para, 21
Dermatoma(s)
   das superfícies da mão, 84*f*

dorsal, 84f
volar, 84f
Dor
  aguda, 5-7, 71, 72
    anestesia regional, 5-7
    e resposta ao estresse, 5-7
    associada à fratura de quadril, 72
      analgesia regional para alívio de, 72
    para fratura de quadril, 71
      no setor de emergência, 71
    progressão da, 9-11
      para crônica, 9-11
  crônica, 9, 125
    desenvolvimento de, 125
      nervos transeccionados e, 125
    pós-trauma, 9
  em criança, 64
    como é avaliada, 64
    escala de, 65f
      FACES, 65f
  manejo da, 99
    após trauma abdominal, 99
    opções analgésicas regionais, 99
  neuropática, 133t
    manejo de, 133t
      medicamentos prescritos para, 133t
  princípios de manejo da, 1-3
    no atendimento ao trauma, 1-3
      importância do, 1
      padrões da analgesia, 1
  relacionadas com queimaduras, 94
    características da, 94
    tratamento da, 94
Dreno
  torácico, 129
    borbulhante, 129
      implicação do, 129

E

EI (Cana Oblíqua Interna), 144
EIM (Músculo Intercostal Externo), 41f
EMG (Eletromiografia), 132
Entonox, 2t, 14
EO (Camada Oblíqua mais Externa), 144
Epidural
  como parte do anestésico, 102
  medicações infundidas, 101
  onde colocar, 101

Escala
  de dor, 65f
    FACES, 65f
Espaço
  paravertebral, 43f
    e estruturas relacionadas, 43f
Estresse
  resposta ao, 5-7
    anestesia regional e, 5-7
    dor aguda e, 5-7
ETT (Tubo Endotraqueal), 74t
Explosão
  lesões primárias por, 56t
    achados típicos resultantes de, 56t
Extremidade
  inferior, 115-120
    trauma da, 115-120
      anestesia regional e, 115-120

F

FACES
  escala, 65f
  de dor, 65f
Fáscia Ilíaca
  bloqueio da, 15, 16, 17
    anatomia relevante do, 16f
    marcos para, 16f
    no campo, 15, 17
      efeitos adversos, 17
      equipamento necessário, 15
      taxa de sucesso, 17
FES (Síndrome da Embolia Gordurosa), ver SEG
FEV_1 (Volume Expiratório Forçado no Primeiro Segundo), 49
Fígado
  lesão no, 64
    manejo cirúrgico em, 64
Fixação
  do quinto dedo, 83
    nervos anestesiados para, 83
FN (Nervo Femoral)
  cateter no, 96
    orientado por US, 96
    em queimaduras, 96
  e estruturas circundantes, 74f
    após injeção, 74f
    de anestésico local, 74f
Fratura(s)
  bimaleolar, 137
    ORIF de, 137
      quais nervos bloquear para, 137
  calcâneas, 115

manejo das, 115
  questões principais no, 115
de costelas, 38, 39t
  modalidades analgésicas para, 39t
  múltiplas, 38
    efeito no resultado de, 38
de quadril, 71, 72, 74t
  anestesia neuroaxial para cirurgia de, 74t
    versus GA, 74t
  dor aguda associada à, 72
    analgesia regional para alívio de, 72
  dor aguda para, 71
    no setor de emergência, 71
de rádio, 49
  cateter contínuo e, 49
    no plexo braquial, 49
diafisária, 87-92
  de úmero, 87-92
    anestesia regional para, 87-92
      lesão do RN na, 88
        base anatômica para, 88
      manejo das, 87
do antebraço, 52
  distal, 52
    incidência de CRPS após, 52
por explosão, 117
  de L2, 117
    implicações para manejo anestésico da, 117
tibiais, 29
  manejo de, 29
    questões principais no, 29
umeral, 131
  proximal, 131
    bloqueio do plexo braquial na, 131
Função
  pulmonar, 49
    impacto na, 49
      da paralisia hemidiafragmática, 49
FVC (Redução da Capacidade Vital Forçada), 49

G

GA (Anestesia Geral)
  anestesia neuroaxial versus, 74
    para cirurgia, 74t
    de fratura de quadril, 74t
  bloqueio após indução de, 66
    supraclavicular, 66
      guiado por US, 66

Índice Remissivo

na paciente grávida, 137
no atleta lesionado, 143
versus bloqueio, 130
  do plexo braquial, 130
GCS (Escala de Coma de Glasgow), 13
GMM (Músculo Glúteo Máximo), 127*f*
Gravidez
  alterações da, 136*t*
    anatômicas, 136*t*
    fisiológicas, 136*t*
    impacto na ressuscitação inicial, 136*t*
  trauma na, 135-141
    anestesia regional e, 135-141
    apresentação do caso, 141
    aspectos principais, 141
    discussão do caso, 141
    epidemiologia do, 135
GT (Trocanter Maior), 127*f*

H

Habitus Corporal
  do paciente, 109
  e escolha da técnica, 109
    da anestesia regional, 109
Hipotensão
  permissiva, 123

I

IAP (Pressão Intra-Abdominal), 101
IED (Dispositivo Explosivo Improvisado), 55
Infecção
  relacionada com cateter, 26
    perineural, 26
    fatores de risco, 26
Injeção
  de anestésico local, 74*f*
    FN após, 74*f*
    e estruturas circundantes, 74*f*
INR (Razão Normalizada Internacional), 71
  elevado, 76
    e analgesia neuroaxial, 76
    e anestesia neuroaxial, 76
Inserção
  de cateter, 42
    paravertebral, 42
    considerações técnicas, 42
ISB (Bloqueio Interescaleno), 48
ISS (Escore de Gravidade da Lesão), 47

L

L2
  fratura de, 117
    por explosão, 117
    implicações para manejo anestésico da, 117
LA (Anestésico Local), 126
  FN após injeção de, 74*f*
  e estruturas circundantes, 74*f*
  necessário, 84
  para anestesiar cada nervo, 84
Laparotomia
  mediana, 104*f*
    cateteres bilaterais após, 104*f*
    na bainha do reto, 104*f*
LAST (Toxicidade Sistêmica Anestésica), 38, 108
Lesão(ões)
  em crianças, 64*t*
    padrões típicos de, 64*t*
      com base no mecanismo de lesão, 64*t*
  nervosa, 119, 120*t*
    e parestesias, 119*t*
      dados relacionados com, 119*t*
      investigações com, 119*t*
    parestesias predizem, 119
    prevenir, 120*t*
      monitores objetivos para, 120*t*
  no fígado, 64
    manejo cirúrgico em, 64
  por queimaduras, 93
    manejo de, 93
    prioridades no início do, 93
  primárias, 56*t*
    por explosão, 56*t*
      achados típicos resultantes de, 56*t*
LMA (Máscara Laríngea), 74*t*

M

Manejo
  anestésico, 58, 117
    implicações para, 117
      da fratura por explosão de L2, 117
    prioridades do, 58
  cirúrgico, 64
    de lesão, 64
      no fígado, 64
  da dor, 1-3, 99, 133*t*
    após trauma abdominal, 99
    opções analgésicas regionais, 99

neuropática, 133*t*
  medicamentos prescritos para, 133*t*
  no atendimento ao trauma, 1-3
    princípios de, 1-3
  das fraturas, 115
    calcâneas, 115
      analgesia pós-operatória, 116
      opções anestésicas, 115
      questões principais no, 115
  de lesões, 93
    por queimaduras, 93
      prioridades no início do, 93
  de neuropatia, 132*f*
    pós-bloqueio, 132*f*
      algoritmo para, 132*f*
  de trauma, 107, 135
    na paciente grávida, 135
    na população obesa, 107
      considerações, 107
Mão
  cirurgia da, 80, 81*t*
    opções anestésicas para, 81*t*
      regionais, 81*t*
    várias abordagens de PNB para, 80
      desvantagens, 80
      vantagens, 80
  superfícies da, 84*f*
    dermatomas das, 84*f*
    dorsal, 84*f*
    volar, 84*f*
MAP (Pressão Arterial Média), 102
MBI (Índice de Massa Corporal), 107
Mecanismo de Lesão
  padrões típicos com base no, 64*t*
    de lesões em crianças, 64*t*
Medicamento(s)
  prescritos, 133*t*
    para dor neuropática, 133*t*
Membro(s)
  reimplante de, 21
    principais considerações para, 21
  superior, 81
    PNBs individualizados no, 81
      guiados por US, 81
MN (Nervo Mediano)
  bloqueio nervoso do, 82*f*
    guiado por US, 85*f*
    posição do transdutor para, 82*f*
    sonoanatomia para, 82*f*
Modalidade(s) Analgésica(s)
  e profilaxia, 39
    para trombose venosa, 39

para fraturas, 39*t*
de costelas, 39*t*
para trauma torácico, 38
desvantagens, 38
vantagens das, 38
Monitor(es)
de possível injeção, 119
intraneural, 119
relato de paciente de parestesia como, 119
de pressão, 32*f*
intracompartimental, 32*f*
portátil, 32*f*
não clínicos, 32*t*
para síndrome compartimental, 32*t*
para prevenir lesão, 120
nervosa, 120
em pacientes anestesiados, 120
objetivos, 120*t*
MVA (Veículo Automotor), 107

N

Nervo(s)
anestésico local necessário, 84
para anestesiar cada, 84
bloqueados, 108, 116, 137
para anestesia da articulação, 108
do quadril, 108
para bloqueio sensitivo, 116
para cirurgia de tornozelo, 116
para ORIF, 137
de fratura bimaleolar, 137
ciático, 137, 138, 139*f*
abordagem do, 137
escolha da, 137
bloqueio do, 138, 139*f*
poplíteo, 138, 139*f*
ciático anterior, 117*f*
bloqueio do, 117*f*
guiado por US, 117*f*
sonoanatomia para, 117*f*
ciático subglúteo, 126
bloqueio do, 126
guiado por US, 126
periféricos, 84
precisam ser bloqueados, 84
para reduzir deslocamento, 84
do primeiro CMC, 84
transeccionados, 125
e desenvolvimento, 125
de dor crônica, 125

Neuropatia
pós-bloqueio, 132*f*
manejo de, 132*f*
algoritmo para, 132*f*
NOF (Fraturas do Colo do Fêmur)
anestesia regional para, 71-76
Normotermia, 124
NSAIDs (Drogas Anti-Inflamatórias Não Esteroidais), 14

O

Operação(ões)
militares, 57*f*
suporte médico nas, 57*f*
níveis de, 57*f*
ORIF (Redução Aberta e Fixação Interna), 75, 115, 129
de fratura bimaleolar, 137
quais nervos bloquear para, 137
OSA (Apneia Obstrutiva do Sono), 107

P

Paciente(s)
anestesiados, 120
bloqueio nervoso em, 120
prevenir lesão nervosa no, 120
monitores para, 120
com coagulação intravascular, 105
disseminada, 105
remoção do cateter do, 105
com dificuldades, 109
nas vias aéreas, 109
anestesia regional em, 109
com trauma, 79-85
intoxicado, 79-85
anestesia regional no, 79-85
questões do consentimento no, 79
para analgésicos regionais, 79
para anestésicos regionais, 79
grávida, 135, 136
com trauma, 135
manejo inicial da, 135
menor, 136
GA na, 137
habitus corporal do, 109
e escolha da técnica, 109
da anestesia regional, 109
queimado, 95
anestesia regional no, 95

desvantagens da, 95
vantagens da, 95
sépticos, 104
impacto no resultado em, 104
da analgesia epidural, 104
da anestesia epidural, 104
PACU (Unidade de Recuperação Pós-Anestésica), 74*t*
Paracetamol, 2*t*
Paralisia
hemidiafragmática, 49
impacto da, 49
na função pulmonar, 49
Parede
abdominal, 100*t*, 103*f*, 145*f*
anterior, 103*f*
secção transversa da, 103*f*
secção transversal da, 145*f*
trauma da, 100*t*
opções analgésicas regionais para, 100*t*
torácica, 40*f*
posterolateral, 40*f*
secção parassagital da, 40*f*
proximidade da, 131*f*
diferentes abordagens ao plexo braquial e, 131*f*
nas abordagens ao plexo braquial, 131*f*
Parestesia(s)
e lesão nervosa, 119*t*
dados relacionados com, 119*t*
investigações com, 119*t*
predizem lesão nervosa, 119
relato de paciente de, 119
como monitor de possível injeção, 119
intraneural, 119
Plexo
lombar, 110*f*
bloqueio do, 110*f*
pontos de referência para, 110*f*
Plexo Braquial
axilar, 50*f*
bloqueio do, 50*f*
guiado por US, 50*f*
bloqueio do, 129-133
AG *versus*, 130
complicações do, 129-133
apresentação do caso, 129
aspectos principais, 129
discussão do caso, 129
na fratura umeral, 131
proximal, 131
risco de pneumotórax por, 130
bilateral, 130

cateteres no, 23
  no reimplante digital, 23, 26
    anticoagulação e, 23
    benefícios, 26
    quanto tempo no lugar, 26
    riscos, 26
  diferentes abordagens ao, 131*f*
  e a proximidade da parede
    torácica, 131*f*
    secção coronal do tórax,
      131*f*
  infraclavicular, 96*f*
    bloqueio guiado por US do,
      96*f*
    cateter após, 96*f*
  interescaleno, 88, 89*f*
    cateter no, 88, 89*f*
    guiado por US, 88, 89*f*
  supraclavicular, 67*f*
    bloqueio do, 67*f*
    guiado por US, 67*f*
    sonoanatomia para, 67*f*
    em criança, 67*f*
PNB (Bloqueio Nervoso Periférico),
  33, 58, 75, 79
  comuns, 68*t*
    dosagens pediátricas para, 68*t*
  individualizados, 81
    guiados por US, 81
    no membro superior, 81
  na paciente grávida, 137
  no atleta lesionado, 144
  para cirurgia, 66, 80
    da mão, 80
      várias abordagens de, 80
    de cotovelo, 66
Pneumotórax
  bilateral, 130
    risco de, 130
      por bloqueio do plexo
        braquial, 130
Polegar
  esquerdo, 22*f*
    quase amputação do, 22*f*
População
  obesa, 107
    manejo de trauma na, 107
    considerações, 107
pRBC (Ressuscitação Agressiva com
  Fluidos com Cristaloide seguida de
  Concentrado de Hemácias), 123
Produto
  sanguíneo, 124
    proporções do, 124
Proporção(ões)
  do produto sanguíneo, 124
PT (Tempo de Protrombina), 101

PTSD (Transtorno de Estresse
  Pós-Traumático), 1, 9
PTT (Tempo de Tromboplastina), 101
PVB (Bloqueio Paravertebral), 38
  colocação da agulha para, 43*f*
  sequência de, 43*f*
  pontos de referência para, 42*f*

Q

QFM (Músculo Quadrado
  Femoral), 127*f*
Quadril
  articulação do, 108
    anestesia à, 108
      nervos bloqueados para, 108
  fratura de, 71, 72, 74*t*
    anestesia neuroaxial para
      cirurgia de, 74*t*
    versus GA, 74*t*
    dor aguda associada à, 72
      analgesia regional para alívio
        de, 72
    dor aguda para, 71
      no setor de emergência, 71
  reduzido, 108
Queimadura(s)
  anestesia regional para, 93-98
    apresentação do caso, 93
    aspectos principais, 93
    discussão do caso, 93
    cateter no FN em, 96
    orientado por US, 96
  classificação das, 94*t*
    com base na profundidade, 94*t*
  dor relacionada com, 94
    características da, 94
    tratamento da, 94
  lesões por, 93, 94
    avaliação das, 94
    manejo de, 93
      prioridades no início do, 93

R

Rádio
  quebrado, 48
    opções de analgesia para, 48
Rastreio
  epidural, 111*f*, 112*f*
  lombar, 111*f*, 112*f*
  orientação para, 111*f*, 112*f*
Redução
  nervos bloqueados para, 84, 108
    do quadril, 108
    periféricos, 84
    do primeiro CMC, 84

Região
  epidural lombar, 112*f*
  sonoanatomia da, 112*f*
Regime de Infusão
  escolhas anestésicas para, 25
  locais, 25
  opções para, 25
Reimplante
  digital, 21-26
    analgesia pós-operatória, 23
    opções para, 32
  anestesia regional e, 21-26
    apresentação do caso, 21
    aspectos principais, 21
    discussão do caso, 21
    opções anestésicas, 23
    anticoagulação, 23
    e cateteres no plexo
      braquial, 23
    cateter infraclavicular guiado
      por US, 24
    colocação do, 24
    cateter perineural, 26
    infecção relacionada com,
      26
    cateteres no plexo braquial, 26
    benefícios, 26
    quanto tempo no lugar, 26
    riscos, 26
    escolhas anestésicas, 25
    locais, 25
    regime de infusão, 25
    opções para, 25
  pacientes que se submetem a, 22
    considerações anestésicas dos, 22
    objetivos de manejo dos, 22
    principais considerações para, 21
  de dedos, 21
  de membros, 21
Resposta
  ao estresse, 5-7
    anestesia regional e, 5-7
    dor aguda e, 5-7
    hormonal, 6*t*
    autonômica, 6
    metabólica, 5
Ressuscitação
  inicial, 136*t*
    impacto das alterações na
      gravidez na, 136*t*
    anatômicas, 136*t*
    fisiológicas, 136*t*
  objetivos iniciais da, 123
RN (Nervo Radial)
  bloqueio nervoso do, 83*f*
  posição do transdutor para, 83*f*
  sonoanatomia para, 83*f*

S

Scoop and Run
- conceitos de, 13
- e atendimento pré-hospitalar, 13
- de pacientes com trauma, 13

Secção
- coronal do tórax, 131*f*
- diferentes abordagens ao plexo braquial, 131*f*
- e proximidade da parede torácica, 131*f*
- transversal, 145*f*
- da parede abdominal, 145*f*

SEG (Síndrome da Embolia Gasosa), 18
- como é tratada, 20
- critérios diagnósticos para, 19*t*
- patofisiologia da, 19
  - hipótese, 19, 20
    - bioquímica, 20
    - mecânica, 19

SEM (Serviço Médico de Emergência), 13

Sepse
- trauma abdominal e, 99-105
  - penetrante, 99-105
    - anestesia regional e, 99-105

Síndrome
- compartimental, 29-35, 116
  - anestesia regional e, 29-35
  - apresentação do caso, 29
  - aspectos principais, 29
  - discussão do caso, 29
  - monitores para, 32*t*
  - não clínicos, 32*t*
  - nas lesões calcâneas, 116
    - anestesia regional e, 116
    - risco de, 116
- da dupla compressão, 91, 92*f*

Sonoanatomia
- da axila, 50*f*, 51*f*
- da região epidural, 112*f*
  - lombar, 112*f*
- para bloqueio, 18*f*, 25*f*, 41*f*, 67*f*, 82*f*, 83*f*, 89*f*, 103*f*, 117*f*, 140*f*, 148
  - da bainha do reto, 103*f*
  - da fáscia ilíaca, 18*f*
  - do nervo ciático, 117*f*, 140*f*
    - anterior, 117*f*
    - poplíteo, 140*f*
    - subglúteo, 127*f*
  - do plexo braquial, 67*f*, 89*f*
    - interescaleno, 89*f*
    - supraclavicular, 67*f*

- infraclavicular, 25*f*
- intercostais, 41*f*
- nervoso, 82*f*, 83*f*, 140*f*, 148*f*
  - ciático poplíteo, 140*f*
  - do MN, 82*f*
  - do obturador, 148*f*
  - do RN, 83*f*
  - do UM, 83*f*
- para TAP *block*, 145*f*

Stay and Play
- conceitos de, 13
- e atendimento pré-hospitalar, 13
- de pacientes com trauma, 13

Superfície(s)
- da mão, 84*f*
- dermatomas das, 84*f*
- dorsal, 84*f*
- volar, 84*f*

Suporte Médico
- nas operações militares, 57*f*
- níveis de, 57*f*

T

TA (Músculo Transverso do Abdome), 144

TAP *block* (Bloqueio do Plano do Transverso do Abdome)
- considerações técnicas, 144
- em paciente com trauma, 144
- guiado por US, 146*f*
- quanto funciona, 147
- sonoanatomia para, 145*f*

TBSA (Queimadura com Área Total da Superfície Corporal), 93

TEA (Analgesia Epidural Torácica), 38, 101

THAM (Trometamina), 124

Tórax
- secção coronal do, 131*f*
  - diferentes abordagens ao plexo braquial, 131*f*
  - e proximidade da parede torácica, 131*f*

Tornozelo
- cirurgia de, 116
- bloqueio sensitivo para, 116
- nervos bloqueados para, 116

Toxicidade
- sistêmica, 44
- por anestesia local, 44
  - como é tratada, 44
  - como se apresenta, 44

Transporte
- aeromédico, 59

- prestação de atendimento no, 59
- desafios na, 59

Trauma
- abdominal penetrante, 99-105
  - e sepse, 99-105
  - anestesia regional e, 99-105
- atendimento ao, 1-3
  - manejo da dor no, 1-3
  - princípios de, 1-3
- com lesão, 56
  - pós-explosão, 56
  - padrão do, 56
- contexto de, 2*t*
  - agentes multimodais usados no, 2*t*
  - parenterais, 2*t*
- da extremidade inferior, 115-120
  - anestesia regional e, 115-120
  - apresentação do caso, 115
  - aspectos principais, 115
  - discussão do caso, 115
- da parede abdominal, 100*t*
  - opções analgésicas para, 100*t*
  - regionais, 100*t*
- dor crônica após, 9
- e CRPS, 47-53
  - anestesia regional e, 47-53
  - apresentação do caso, 47
  - aspectos principais, 47
  - discussão do caso, 47
- geriátrico, 47, 48*t*
  - natureza do, 47
  - diferença na, 47
  - pesquisa primária do, 48*t*
  - considerações na, 48*t*
- manejo de, 107
  - na população obesa, 107
  - considerações, 107
- militar, 55
  - *versus* civil, 55
  - diferenças gerais entre manejo do, 55
- na gravidez, 135-141
  - anestesia regional e, 135-141
  - apresentação do caso, 141
  - aspectos principais, 141
  - discussão do caso, 141
  - epidemiologia do, 135
- paciente grávida com, 135, 136
  - manejo inicial da, 135
- menor, 136
  - disposição das, 136
- pacientes com, 13, 79-85
  - atendimento pré-hospitalar de, 13
  - *scoop and run* e, 13

stay and play e, 13
intoxicado, 79-85
  anestesia regional no, 79-85
pediátrico, 63-68
  anestesia regional para, 63-68
    apresentação do caso, 63
    aspectos principais, 63
    discussão do caso, 63
    e adulto, 63
    diferenças principais entre, 63
torácico, 37-45
  fechado, 37-45
    anestesia regional para, 37-45
    modalidades analgésicas para, 38
      desvantagens, 38
      vantagens, 38
Trombose
  venosa, 39
    profilaxia para, 39
      modalidades analgésicas e, 39

Úmero
  fratura diafisária de, 87-92
    anestesia regional para, 87-92
      apresentação do caso, 87
      aspectos principais, 87
      discussão do caso, 87
    lesão do RN na, 88
      base anatômica para, 88
      manejo das, 87

U

UN (Nervo Ulnar)
  bloqueio nervoso do, 83*f*
    posição do transdutor para, 83*f*
    sonoanatomia para, 83*f*
US (Ultrassom)
  bloqueios guiados por, 17, 18*f*, 24*f*, 40, 50*f*, 66, 67*f*, 72, 85*f*, 88*f*, 89*f*, 117*f*, 139*f*, 148*f*
    da fáscia ilíaca, 18*f*
      sonoanatomia para, 18*f*
    do MN, 85*f*
    do nervo ciático, 117*f*, 138, 139*f*
      anterior, 117*f*
      poplíteo, 138, 139*f*
    do plexo braquial, 50*f*, 67*f*, 88*f*, 89*f*
      axilar, 50*f*
      interescaleno, 88*f*, 89*f*
      supraclavicular, 67*f*
    femoral, 72
      aspectos técnicos do, 72
    infraclavicular contínuo, 24*f*
      do plexo braquial, 24*f*
    intercostais, 40
      considerações técnicas, 40
    nervoso, 73*f*, 148*f*
      do obturador, 148*f*
      femoral, 73*f*
    no campo, 17
    supraclavicular, 66
      após indução de GA, 66
  cateter guiado por, 24, 88, 89*f*, 96
    infraclavicular, 24
      colocação de, 24
    no FN, 96
      em queimaduras, 96
    no plexo braquial, 88, 89*f*
      interescaleno, 88, 89*f*
  máquina de, 17
    portátil, 17
  PNBs guiados por, 81
    individualizados, 81
      no membro superior, 81
  TAP *block* guiado por, 146*f*

V

Via(s) Aérea(s)
  paciente com dificuldades nas, 109
    anestesia regional em, 109